美容外科医が実践！
健康的に、自分らしく年を重ねる
“ハッピー”スローエイジング

糸井由里恵
医師

合同フォレスト

はじめに

❖老化への意識チェンジで、自分の未来が楽しみに

はじめまして、形成外科専門医の糸井由里恵と申します。

形成外科というとイメージしにくいかもしれませんが、現在の私の主な仕事は美容外科手術を行なうことです。二重まぶた、シワ取り、豊胸といった容姿に関わる仕事ですが、診察や手術を通して10代から70代まで幅広い年代の女性に向き合い、容姿だけではなく、体調、精神的なものまで、さまざまな悩みを見聞きしてきました。

生きていれば誰でも年をとります。年齢を重ねることを「加齢」といい、加齢が進んで機能が衰えていくことを「老化」といいます。

生まれてから20代前半ぐらいまでは、加齢はしても老化はしません。言い換えるなら成長です。成長がピークを迎えたあとに、加齢とともにゆるやかに坂を下るように老化していきます。

読者のみなさんの中には、老化という言葉を聞くだけで、「怖い」と感じる方もいるかもしれません。未来の出来事にビクビクしながら過ごすなんて、ちょっと変だなと思いませんか。「今を存分に楽しんで充実していることが、理想的な未来につながっていく」。そんな生き方ができればいいですね。

体と心に起こる変化を正しく知れば、老化というもののとらえ方を少し変えるきっかけになるかもしれません。そんな思いから、本書を執筆しました。

では、まず勇気を持って老化について知ることから始めましょう。現実には、老化によって次のような変化が現れます。

基礎代謝が落ちる

基礎代謝が徐々に落ち、筋肉量が減ります。筋肉で発生する熱量が減るため、体温が下がりがちになり、病気への抵抗力が落ちます。

! ホルモンの分泌量が減る

成長ホルモンなどの分泌量は20代前半がピークで、その後は徐々に減っていきます。また、閉経に伴うホルモンの変化で骨密度が下がり、骨粗しょう症にかかりやすくなります。

! 消化機能が衰える

胃腸の消化機能がだんだんと衰え、消化したものをエネルギーに変換する効率が悪くなっていきます。若い頃には食べたものがすぐ燃焼されていたのに、徐々に脂肪として蓄積されやすい状態に変化します。年齢を重ねると、やせにくく太りやすくなっていくのは、このためです。

! 感覚器が鈍くなる

視力や聴力などの機能が低下していきます。

! 外見が変わる

肌のハリが失われてシワが増えてきたり、目の周りがくぼんだりと

いった変化が現れます。女性にとって、見た目の変化は一番年齢を感じてしまうものかもしれません。

一般的な老化による変化は、以上のようなものがありますが、実際にどのように変わっていくかは人によって異なります。親から受け継いだ遺伝子や、運動や食事などの生活習慣、ストレスなども、老化による変化には大きく関わってくるのです。

❖アンチエイジングには限界がある

自分の老化を自覚すると、誰もが多少なりともショックを受けるのではないでしょうか。できることなら時間を止めて、年をとるのをストップできたら……と思うこともあるかもしれません。

アンチエイジングはそういった、いつまでも健康でイキイキと若々しくいたいという気持ちを後押しする予防医学です。内科、皮膚科、歯科、眼科など人間の身体に関するありとあらゆる領域がアンチエイジングの対象になっています。

私も医師として、アンチエイジング学会に毎年参加しています。でも、あるとき、ふと、こう思ったのです。

「どんなに必死にあらがっても、結局、人は老化してしまう……」。

当たり前ですが、時が経てば誰もが年をとりますし、衰えていくものです。アンチエイジングはスピードの速い下りのエスカレーターを、逆に上がっていこうとするようなものではないでしょうか。頑張っていれば一定の効果はありますが、下りのエスカレーターは止まりませんし、立ち止まれば下降していくだけです。

もちろんアンチエイジングは無駄ではありませんが、いずれ老化することは明白な事実なのに、必死になって頑張り続けるのは虚しいことのように感じられます。

❖スローエイジングで老化をゆるやかに

「アンチエイジングを意識しつつ、それでダメなら、まあいいかくらいの軽い気持ちで、老化と付き合えたら楽なのに……」。

このとき、私の頭に「スローエイジング」というキーワードが浮かびました。スローエイジングは、老化にあらがうのではなく、老化のスピードをできるだけ遅らせることです。例えるなら、飛行機の着陸（ソフトランディング）のように。そして、将来的にはゆっくりと穏やかな終活に向かっていくことができればいいのではないかと考えています。

時の流れはせき止められなくても、ちょっとした日々のお手入れや心がけ次第で、老化のスピードをゆるやかにすることができるのです。

❖アンチエイジングとスローエイジングの違い

将来に目を向けてみましょう。

今、女性の平均寿命（人間が何歳まで生きられるかを表す）は87・45歳（2019年厚生労働省発表）です。そして健康寿命（健康上の問題で日常生活が制限されることなく生活できる期間）は74・79歳で、平均寿命とはおよそ13年もの開きがあります。

この数字から、例えば90歳まで長生きしたとしても、自由に体を動かせるのは75歳まで。その先のおよそ15年間は、体に痛みを感じる、車椅子が必要になる、寝たきりになるなど、介助や介護されながら生きることになる可能性が高いと読みとることができます。

それでも面倒を見てくれる「誰か」がいればいいでしょう。老人の単身世帯だったらどうしたらいいのか、想像するだけで途方に暮れてしまいます。

「長生きするのなら、なるべく自分で自分の世話ができる、動ける体を維持する」というのが私の理想です。年をとっても動ける体と、動きたいという意欲があることを目指しています。

❖動ける体を維持すれば、加齢も怖くない

スローエイジングで目指すところは健康長寿です。

年齢を重ねるのが怖い、年をとるのが嫌だと考えていると、将来について考えること自体を避けてしまう場合もあります。「若見え」の謳《うた》い文句からダイエットに飛びついて実現できたとしても、そのせいで筋肉量が減り、骨がもろくなるようなダメージを被ってしまうこともあります。「加齢」が気になったら、「老化」する将来も見据えた健康管理を行なわなければ、健康長寿は達成できない、と私は考えているのです。

・アンチエイジングは老化に逆らうこと
・スローエイジングはゆっくり老化を受け入れること

スローエイジングとアンチエイジングでは、加齢に対する考え方に違いがあります。アンチエイジングとは加齢に「あらがうもの」ですが、スローエイジングは加齢を「避けられないもの」として受け止めた上で、老化のスピードをできるだけ遅くすることを目指します。

アンチエイジングには限界がありますし、美容整形も万能ではありません。でも、諦めて何もしないことが「自然の美しさ」なのかというと……。「それならどうすればいいの？」とモヤモヤした気持ちを抱えてしまうなら、今がスローエイジングを始める時期かもしれません。

自然に逆らわず、アンチエイジングのノウハウも取り入れる。その上で、より健康に毎日を過ごしながら、幸せな年齢の重ね方を目指すスローエイジング、あなたも今日から始めてみませんか。

糸井由里恵

CONTENTS

第2章 正しい努力で効果がアップ！
〝ボディメンテナンス〟 83

第3章 「自分軸」でブレない生き方を〝メンタルコントロール〟 137

第4章 もっと自分らしく健康的な毎日のための〝ヘルスケア〟 177

第1章

skin care
makeup
hair care
and more

年齢とともに美しさを進化させる“ビューティケア”

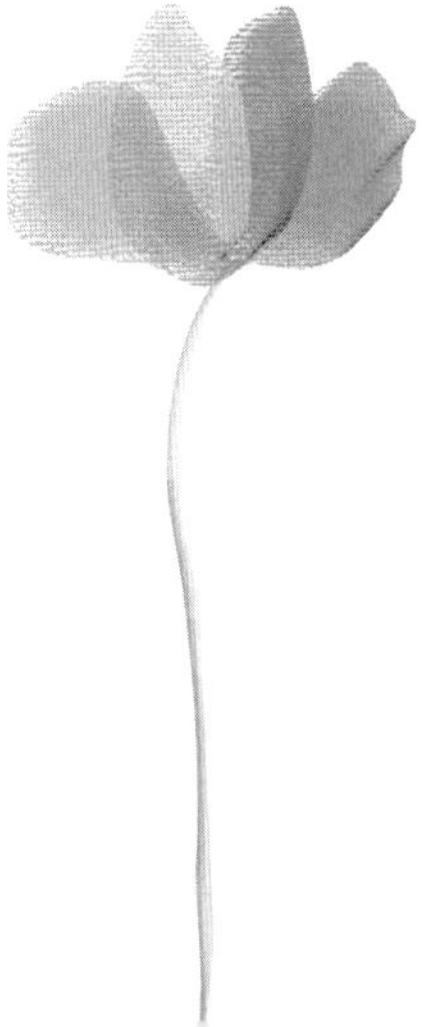

肌の構造を知ることが、美肌への近道

肌の役割

私たちの体全体を覆う肌（皮膚）は、人体で一番大きな臓器といわれ、次のようなさまざまな役割があります。

バリア機能

体の内部に外部からの異物が侵入しないように防ぐ

分泌・排出機能

老廃物などを汗や皮脂として体外に出す

皮膚の構造図

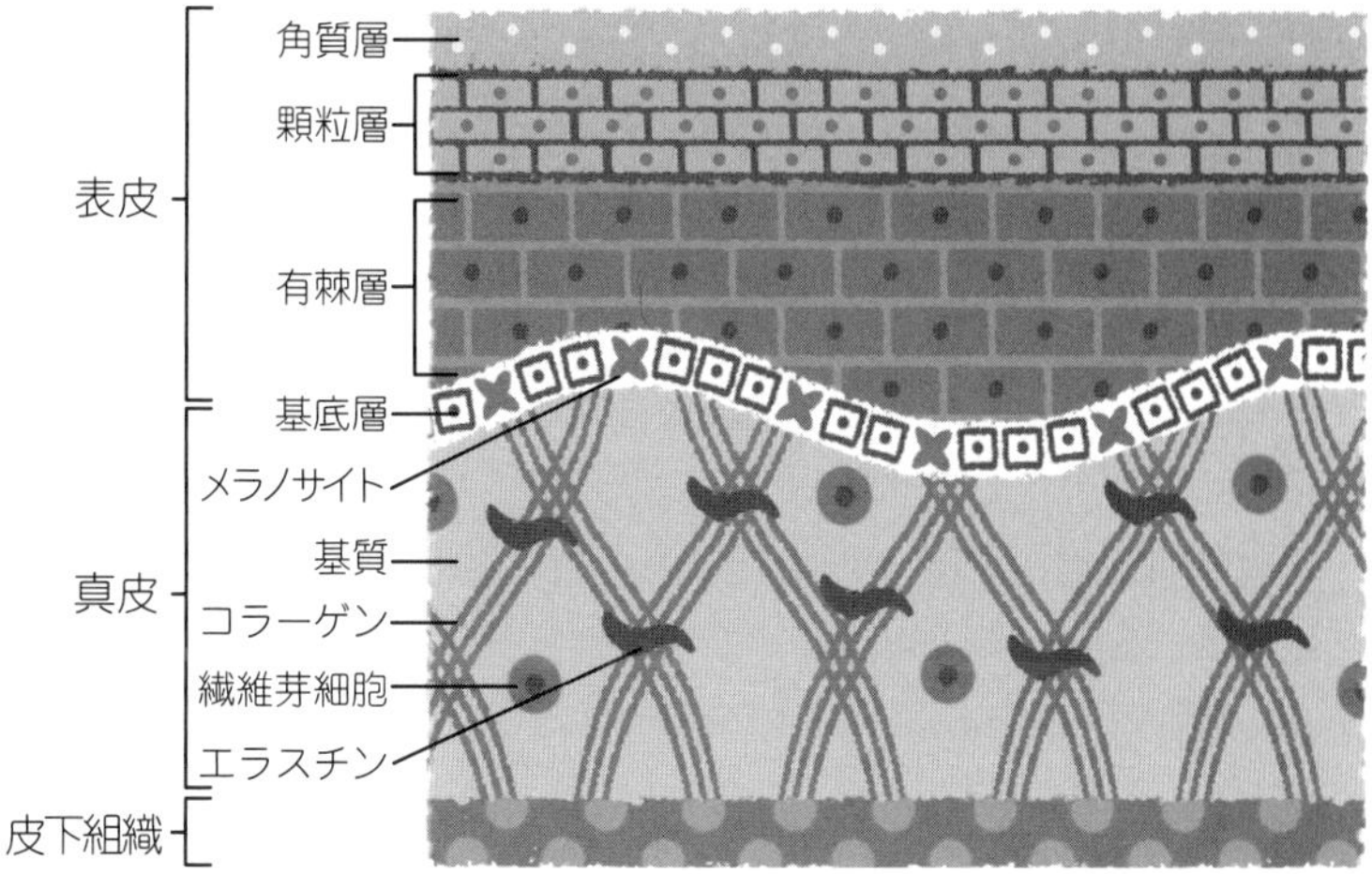

そのほか
体温調節機能、感覚機能、免疫機能、経皮吸収機能など

肌の構造を知る

肌は外側から、「表皮」「真皮」「皮下組織」という3つの層でできています。

一番上にあるのが、厚さ約0・3㎜程度の表皮です。

その下は真皮で、肌の潤いと柔軟性を保っています。真皮の成分は、コラーゲン、繊維状のタンパク質であるコラーゲン、水分を含んだゼリー状のヒアルロン酸、さらにエラスチンも加わっ

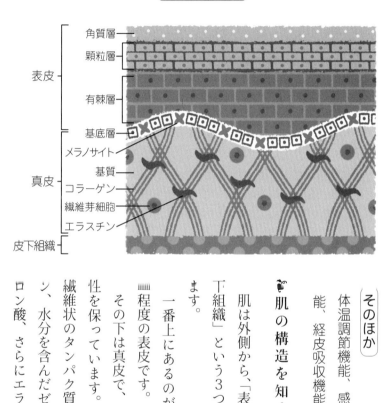

て肌の弾力を作っています。また、血管・神経・汗腺・皮脂腺・毛根なども真皮に存在します。

一番下の皮下組織は脂肪を多く含み、外部からの衝撃を吸収するクッションの役割のほか、断熱や保温機能、さらにはエネルギーを蓄える働きもあります。

表皮のターンオーバー

表皮もまたいくつかの層に分かれており、外側から「角質層」「顆粒《かりゅう》層」「有棘《ゆうきょく》層」「基底《きてい》層」といいます。

最も深いところにある基底層で日々新しい細胞が作られ、分化を繰り返しながら徐々に上層に押し上げられ、やがて一番外側の角質層となり、最終的にはがれ落ちます。この一連のサイクルをターンオーバーと呼びます。

イキイキした肌にするためには、ターンオーバーが正常に繰り返されることが大切です。しかし、このターンオーバーの周期は年齢とともに変化します。若い頃は28日周期だったのが、年齢を重ねるとだんだん長くなり、30代では40日、40代では55日、50代では75日、60代では90日と変化していきます。

年齢を重ねるにつれてちょっとした傷などが治りにくくなった、と感じたこともあるかと思いますが、これは新陳代謝の低下によってターンオーバーの周期が延びたことに起因します。

本当に大切な基本のケア

年齢を重ねるほどスキンケアはリッチに、失われたものをどんどんプラスしていけばいいのでは……と思っているかもしれません。でも、そんなスタイルでは、ターンオーバーの周期が長くなってきた30代以降のスローエイジング世代の肌トラブルは残念ながら解決しません。

むしろ、**過剰なケアが肌トラブルを招いてしまいます。**ケアをし過ぎないように意識して、摩擦を避け、しっかり保湿することが大切です。

朝のあっさり洗顔とスキンケア

朝の洗顔は水だけでＯＫ

スローエイジング世代は、朝から念入りに洗顔している方も多いかもしれません。たしかに肌を清潔に保つ洗顔は大切ですが、洗顔料や石けんを使うことが当たり前だと思っていませんか？

私は朝から洗顔料や石けんは使いません。普段の朝の洗顔は水のみ。顔に水をパシャパシャと当てるようにするだけです。手のひらでこするのではなく、水の力だけで十分洗えます。真夏の時期など、皮脂が出てベタベタと気持ち悪いときは洗顔フォームや石けんを使いますが、普段はこの〝**水だけ洗い**〟**で済ませて問題ありません。**

「それで十分なの？」と疑問に感じるかもしれませんが、前夜、入浴したあとに外出していないなら問題ありません。空気中のホコリで肌が汚れるわけではないので、それを落とす必要はなく、朝は洗顔料を使わなくてもいいのです。

寒い冬の朝には、お湯を使いたくなりますが、**お湯で洗うと肌が乾燥しやすくなるため、基本的には水で洗うのがおすすめ**です。どうしても寒くて無理というときは、触ってちょっと温かみを感じるくらいのぬるま湯にしましょう。

タオルドライはこすらない

洗顔後は、肌触りのいいタオルで、優しく押さえて水気をとりましょう。**心がけたいのは、肌をゴシゴシこすらないこと。**タオルでこすると肌の表面のバリアが傷ついて、乾燥しやすくなるだけではなく、色素沈着、シミなどのさまざまなトラブルの元になります。

クリームでふたをする

タオルドライのあと、クリームで保湿します。肌が乾燥してしまう前に塗ることで、水分が逃げるのを防ぎ、ちょうどクリームでふたをするようなイメージです。

化粧水は必ずつけるもの、というイメージを持つ方も多いようですが、化粧水は省略しても構いません。化粧水が皮膚から蒸発するときに、肌の水分も一緒に蒸発してしまうため、乾燥が進むともいわれています。実際、欧米では店舗で化粧水が販売されているのをほとんど見かけませんし、私も省略していますが、特にトラブルはありません。


その代わり、**クリームはたっぷりつけます。**メーカーの推奨する使用量はあくまで目安です。

大人の女性ならこれまで自分の肌と付き合った経験から、自分の肌のいい状態を把握しているのではないでしょうか。**指で触った感触で、自分自身の適量を決める**といいでしょう。ちょっと足りないかな、と思ったら塗り足します。

クリームは肌にふたをするためのものですから、少なくては意味がなく、多い分には問題ないのです。

シンプル時短メイクのコツ

❦ベースメイクはＵＶケアを兼ねる

忙しい朝は、手早くメイクしたいと思うでしょう。でも、絶対に省略してほしくないのが日焼け止めです。

日焼け止めについては後述しますが、下地に日焼け止めクリームを使うことで、ＵＶケアと下地の両方を兼ねることができます。顔全体にまんべんなく塗ってください。

ファンデーションを塗る方法は、指でもスポンジでもお好みで決めて構いませんが、顔全体にむらなく……ではなく、**顔の中心から外側に広げるようにつけます。**

シミやクマなど肌のトラブルは顔の中心部に多いので、目立つ部分を十分にカバーした上で、塗らない部分との境目をぼかします。

日焼け止めもファンデーションも、塗るときにこすると肌にダメージを与えてしまいます。急いでいても優しく肌に触れてくださいね。

一点集中型できちんと感を出す

時間短縮のためには、全部を欲ばらず、眉毛だけあるいは口紅だけなど、**「ここだけは」というポイントを押さえて一点集中型でメイクする**のがおすすめです。ひとつのパーツだけでもしっかりメイクが決まっていれば、全体として「ちゃんと化粧している」という印象になります。

時短のために、ササッと濃い色をのせて出来上がり！　としたくなりますが、このやり方は失敗の元です。必要以上に濃くなりやすく、うまく描けなかったときのリカバリーも大変で、かえって時間がかかってしまうことも。

ポイントメイクは、肌の色に合わせてナチュラルな色合いのものを選ぶのがいいでしょう。

オフのときは肌を休めて

家にいる日は肌に負担をかけたくないからスッピン、という方も多いでしょう。私自身、誰とも会わない日は、日焼け止めをつけるくらいにとどめています。

化粧品が刺激になるからあまりメイクをしないほうがいい、と思っている方もいますが、現在の市販の化粧品にはそれほど強い成分は入っていません。

化粧品そのものの刺激よりも、むしろ**メイク中やクレンジングで肌をこすることが刺激になります。**それを避けるために、オフの日はメイクもお休みでいいかもしれません。

化粧品は値段よりも○○で選ぼう

高いもの＝よいものではない

アンチエイジングに固執していると、どうしても「高級化粧品で老化現象に抵抗したい」という気持ちになりがちです。値段が高ければ高いほど効果があるような錯覚に陥りますが、みなさんが薄々気づいているとおり、高いからといって必ずしも素晴らしい成分が入っているとは限りません。

化粧品の質は、ある程度は値段に比例すると考えられます。数百円と数千円では原料のグレードに違いはありますが、数千円のものと数万円のもので大きな違いがあるかどうかは疑問です。

価格には中身の値段にプラスして、見栄えのする容器の代金や、テレビや雑誌・

ネットでの広告宣伝費など、販売戦略のコストが含まれています。ブランドものの化粧品などは、だからこそ特別感があるのです。

成分で選ぶ

では、値段以外の何を基準にして選べばいいのでしょうか。

まず、**その成分が基準**となります。化粧品は効果も大切ですが、どんなに効果があっても人体に害があっては困ります。

どんな成分が含まれているのかは、パッケージに表示されています。気をつけたい成分について、簡単に次ページの表にまとめましたので、参考にしてください。

メーカーを見て選ぶ

私の場合、表にあるような成分が入っていないことを確認して選んでいますが、日本で販売されている化粧品は、いわゆるプチプラコスメや100円ショップのものでも、基本的にほとんど安全だと思います。

すでに市販されていて多くの方が使ってもトラブルが発生していない化粧品なら

気をつけたい化粧品の成分

種　類	注意したいポイント	名　称
合成界面活性剤	皮膚のバリアを破壊	ラウレス -3 ラウリル硫酸 Na PEG- ○○
合成防腐剤	アレルギーを起こす恐れ	パラベン（エチルパラベン、メチルパラベンなど） フェノキシエタノール 安息香酸 Na
鉱物油や合成の油性成分	くすみの原因になりやすい	パラフィン ベンジルアルコール
合成色素	発がん性の疑い	青色１号 赤色２号 黄色４号

ば、自分の肌でもトラブルになる可能性は低いだろう、と考えるからです。

それでもあえて「特に安心な化粧品を選ぶポイントは？」と聞かれたら、**国内の製薬会社や食品会社のもの**とお答えします。薬品や食べ物など、人間の口に入るものを作る会社なら、化粧品の安全性に敏感だろうと考えるからです（ただし、必ずしも「食品として口に入るものが肌に塗って安心」とは限りません）。

スローエイジング世代の紫外線対策

光老化はシミ、シワの原因

かつては小麦色の肌が健康的だといわれていました。私も10代の頃はテニス部の活動で忙しく、紫外線にはまったくの無防備でこんがり日焼けしていました。紫外線対策を意識し始めたのは、大学に入ってからです。生活が変わり日焼けする機会が自然に減ったこともありますが、医学部で勉強して、紫外線の怖さについて知ったのがきっかけでした。

日焼けやシミを避けたい方はもちろん、あらゆる人にとって紫外線対策は必要です。**紫外線が怖いのは「光老化《ひかり》」という現象があるからです。**紫外線を浴びるほど肌が年をとってしまう……恐ろしいことですね。

例えば、同じような遺伝子を持つ双子でも、一方が紫外線対策をせずに屋外で長い時間を過ごし、もう一方はほとんど紫外線に当たらない室内で過ごす、といった生活を続けていた場合、前者と後者では肌の状態に大きな違いが出てしまいます。

やはり、若くても、サーフィンやスキーなど、紫外線にさらされるようなスポーツが趣味という方の肌は老化が早く進みますし、年齢を重ねていても「一切アウトドアには行きません」という方の中には、若々しい肌を維持している方が多く見受けられます。

肌の老化は、加齢によるものもありますが、それよりも**はるかに紫外線の影響が大きい**のです。とはいえ、さんさんと輝く太陽の下でのレジャーやスポーツは一切ダメ、ということではありません。アウトドアでの活動の際は、しっかり日焼け対策をして楽しむことが大切なのです。

UVAとUVB

光老化の原因となる紫外線（UV）には、UVAとUVBがあります（UVCも存在しますが、地表まで届きません）。

波長が長いUVAは、室内にいても窓ガラスを通して入ってきます。私たちの皮膚の奥深くに入って、真皮のコラーゲンやエラスチンを壊すため、シワやたるみの原因になります。UVBは、浅いところまでしか届きませんが、メラノサイトを活性化させ、シミの原因になってしまいます。

どちらも**夏場だけではなく、年間を通してしっかり防ぐこと**で、シワやたるみ、シミを予防することにつながります。

UVA、UVB の皮膚への影響

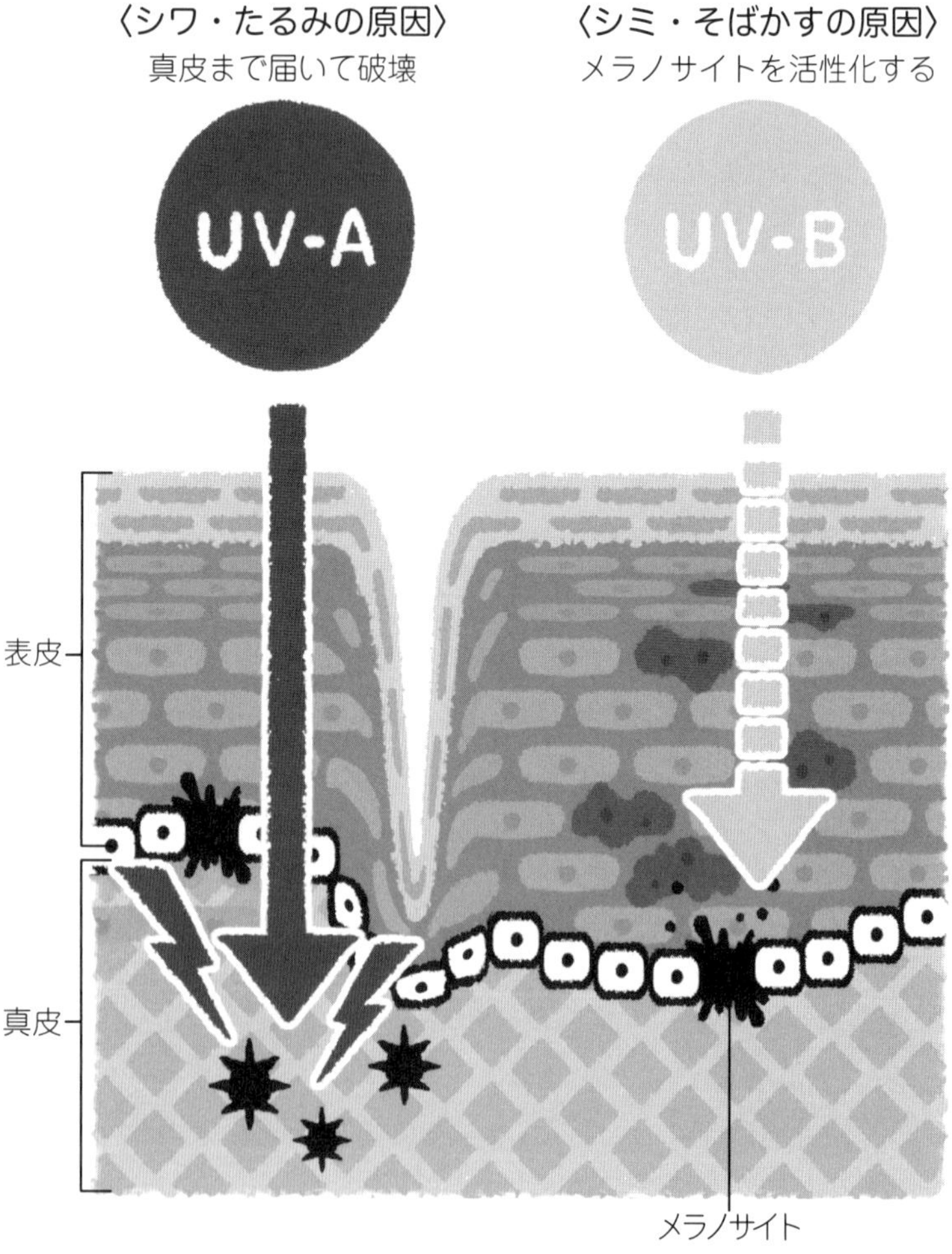

日焼け止めクリームや乳液のパッケージには、必ず「SPF」「PA」の表記があります。SPFはUVBを、PAはUVAを、どれぐらいブロックできるかという指標です。SPFは10から50、PAは「+」から「++++」という表記ですが、一般的に数値が高いほど紫外線防止効果が高くなっています。

SPFやPAは、少ないより多いほうがいいと思いがちですが、**日常生活ではだいたいSPF20から30あれば十分**だといわれています。

日焼け止めの種類と使い方

かつては肌の荒れやすい日焼け止めもありましたが、最近は肌に負担のかからないタイプがほとんど。肌トラブルがなければ、毎日使用しても差しつかえありません。

日焼け止めの価格の差は、美容成分が入っているかどうかの違いです。

時短のために日焼け止めだけで終わらせたい場合は、あらかじめ保湿成分が配合された日焼け止めを選ぶといいかもしれません。保湿成分が入っていない日焼け止めを使うなら、クリームなどで保湿してから日焼け止めを塗れば、同等の効果が得られます。

日焼け止めを塗るときは、直接肌にのせず、多めに手にとって、おでこ、ほお、あご、鼻にのせてから顔全体に広げます。**首の前側はもちろん、耳や首の後ろ側、手の甲なども忘れずに**塗りましょう。

朝、日焼け止めをしっかり塗っても、真夏などは汗で落ちてしまうことがよくあります。数時間ごと、できれば2時間に1回くらいのタイミングで塗り直すのがベストです。

紫外線ゼロも危険

紫外線は肌に害がありますが、肌の表面が紫外線に当たることで、カルシウムの吸収を高めるビタミンDが活性化するので、完全に遮断してしまうのはよくありません。**1日20分から30分を目安に、日に当たる時間を持ちましょう。**

Let's take a break.

マスク使用時のメイク

最近はマスクを使う機会が多く、肌トラブルを感じる方が増えているようです。

マスクをつけることで蒸れたりこすれたりして、メイクが崩れがちになるのも困りますね。

ベースは、ファンデーションがマスクにつかないよう薄づきにします。日焼け止めを兼ねた下地だけでいいでしょう。

マスクに口紅がつくのが気になるなら、口紅をつけたあとに軽くパウダーで押さえたり、リップコートを使ったりするのがおすすめです。

長時間マスクをつけっぱなしのときは、口紅やチークは省略して、メイクするのは眉と目元だけにします。

アイシャドーやアイブロウは暗い色だと印象が強くなり過ぎますから、普段よりワントーン明るいものにすると透明感が演出できていいでしょう。

夜のメイク落としとスキンケア

バームタイプで洗顔後に保湿

1日の仕事を終え、家で化粧を落とすとほっとします。私は仕事から帰ったら、洗面台に直行して、すぐにメイクを落とします。

使っているのは、バームタイプのクレンジングです。固形のバームが肌の体温で溶けて、汚れを優しく落としてくれます。皮膚をこすらずにメイクが洗い流せて簡単です。メイクを洗い流したら、洗顔は終了。ダブル洗顔は必要ありません。洗顔後は、クリームでしっかり保湿しています。

クレンジングの選び方

クレンジングにもさまざまな種類がありますが、**オイルクレンジングは洗浄力が**

強過ぎて乾燥しやすいため、乾燥肌の患者さんたちには基本的におすすめしていません。

シートタイプは便利ですが、肌をこすって化粧を落とすのは刺激になります。デリケートな肌を傷めかねないので、日常的に使うには不向きです。旅行中など、限られた機会ならいいでしょう。

夜のお手入れは肌の状態で決める

スローエイジング世代は、夜のお手入れのルーティンを決めるより、そのときの時間的な余裕、肌の状態によってマッサージやパックなどのケアをプラスしていくことをおすすめします。

マッサージについて

夜のお手入れに顔のマッサージをするという方もいるでしょう。こわばった筋肉をほぐすと、リラックス効果もあります。

マッサージのコツは、マッサージ用のクリームなどを使って滑りをよくすることです。マッサージ自体も、指であくまでも優しく行なうのがポイント。大事なことなので何度も強調しますが、**皮膚をこする刺激は最小限に**してください。

大人の敏感肌のお手入れ術

敏感肌ってどんな肌？

スローエイジング世代は肌の調子も不安定になってきます。「若い頃は肌が丈夫だったのに、最近は敏感肌になった」という方もいるでしょう。

敏感肌は、肌が刺激に反応しやすい状態をいいます。医学的には明確な定義はありませんが、次の項目をチェックして複数当てはまったら敏感肌といえます。

□肌が乾燥している

□かゆみやひりつきがある
□しっしんやかぶれ、赤み、吹き出物が出やすい
□化粧品をつけたとき、刺激を感じる
□季節の変わり目は肌の調子が悪くなる

敏感肌は肌のバリア機能が低下して、刺激に敏感になっている状態です。原因は体質のほか、体調の変化、ストレス、冷暖房による乾燥、加齢などです。

敏感肌のお手入れ

敏感肌だからといって、スペシャルなケアが必要なわけではありません。基本を守って肌を清潔に保ち、保湿をしっかり行なうことが大切です。

クリニックを訪れる敏感肌の患者さんには「外出から帰ったらすぐに手や顔を洗うといいですよ」と指導しています。顔の表面にはメイクだけではなく、ホコリや花粉、排気ガスなどのさまざまな汚れや、肌が自ら分泌した皮脂もついています。これらが長時間肌に残っていると、敏感肌にとっては強い刺激になってしまうため、

できるだけ早く落としたほうがいいのです。**帰宅したらすぐに優しく洗顔して、保湿もすぐにしましょう。**

もちろん、規則正しい生活習慣や運動、栄養バランスのとれた食事で体の内側から肌の調子を整えていくことも必要です。

シワとたるみを招く意外な原因

原因は複合的

女性が何より年齢を感じるのが、肌のシワやたるみに直面したときではないでしょうか。

シワやたるみは肌の表面の問題と考えがちですが、実は**骨、筋肉、皮下脂肪なども大いに関係**しています。シワやたるみそのものだけに注目していると、対策が表

顔のシワ・たるみと関連する筋肉

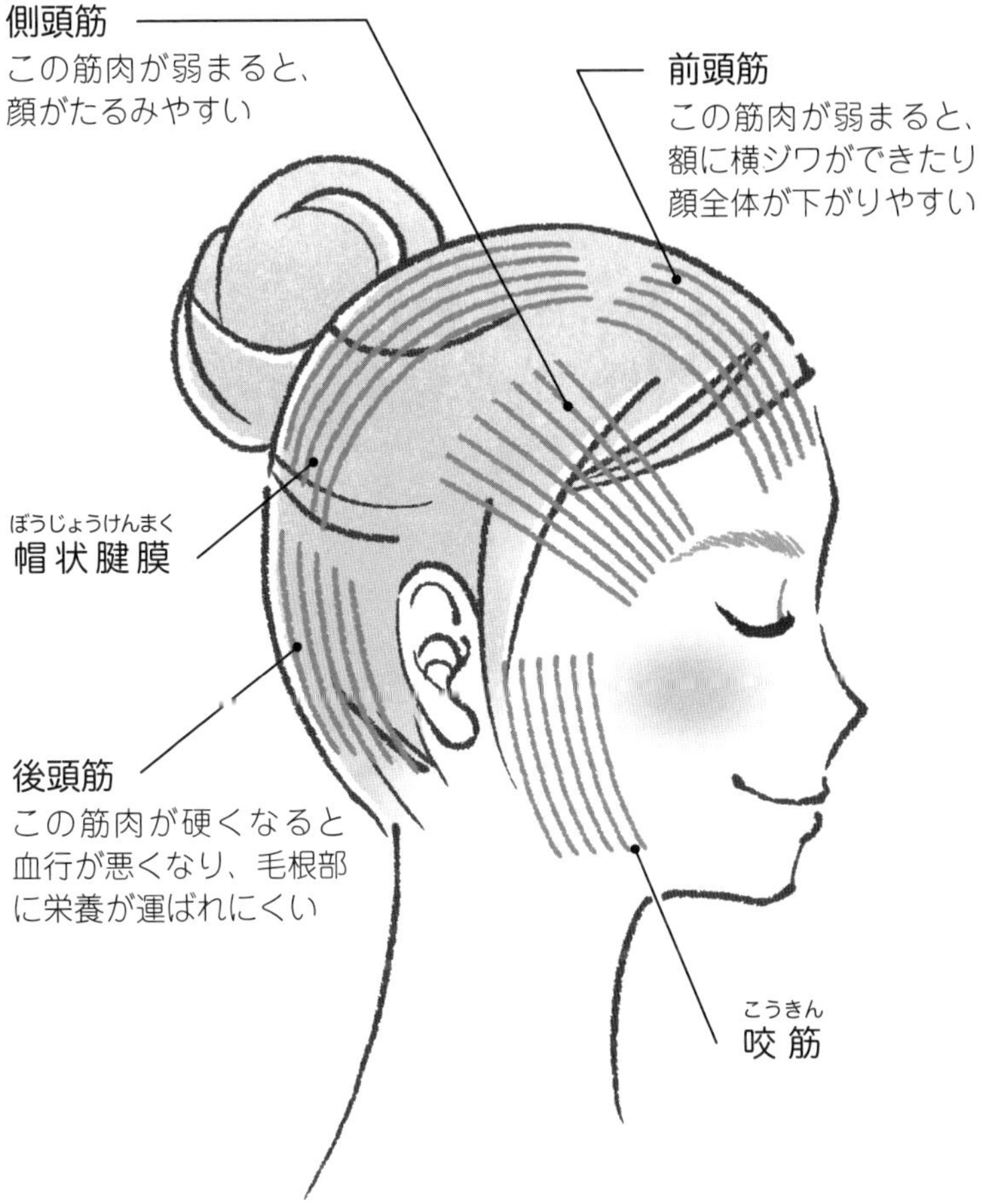
側頭筋
この筋肉が弱まると、
顔がたるみやすい
前頭筋
この筋肉が弱まると、
額に横ジワができたり
顔全体が下がりやすい
帽状腱膜《ぼうじょうけんまく》
後頭筋
この筋肉が硬くなると
血行が悪くなり、毛根部
に栄養が運ばれにくい
咬筋《こうきん》

面的になってしまいます。さまざまな原因を踏まえて、効果的な改善策を考えましょう。

たるみの原因は骨にある

私たちの骨は、日々、骨を溶かす破骨《はこつ》細胞と、新しい骨を作る骨芽《こつが》細胞によって新陳代謝を繰り返しています。

若い頃は破骨細胞が骨を溶かすスピードと、骨芽細胞が骨を作るスピードのバランスがとれているのですが、年齢とともに破骨細胞が骨芽細胞よりも勝り、骨を作るよりも壊すほうが優位となるため、結果として骨が徐々に縮みます。溶かす量と作る量のバランスが崩れ、骨が吸収されるのです。それが全身の骨で起こります。

もちろん顔の骨も例外ではありません。具体的には、眼窩《がんか》（眼球が入っているくぼみ）が広がったり、あごの骨もだんだんと後退していったりします。すると、骨の外側にある皮膚を支える土台にも変化が現れます。

筋肉が動くと、その上の皮膚もつられて動きます。顔の皮膚のすぐ下に皮下脂肪、その下には薄い筋肉があり、さらには深部脂肪があって、その下が骨になります。骨から皮膚まで貫く靭帯《じんたい》が何カ所かありますが、これが加齢によって伸びるため、前述の組織を支えきれなくなってくるのです。

ちなみに、顔の皮下脂肪は意外と少ない量しかありません。表情を作る際に皮膚が伸びたり縮んだりを長年繰り返しているうちに、皮膚とその下の組織とのズレが溝を作ります。これが、初期には浅い小ジワ、年齢を重ねるにつれて深いシワになっていきます。

表情よりも姿勢に注意

シワが最初にできやすい場所は、目尻と眉間です。目の周りは体の中で最も皮膚が薄い上に、まばたきや表情を作るため、頻繁に筋肉を動かすので、シワになりやすいのです。

目尻、額、ほうれい線といった、表情筋がよく動く場所にシワができやすいため、たまに「シワ予防のためにできるだけ無表情でいる」という患者さんがいます。

でも、表情を変えないことは不可能ですし、年齢を重ねてシワがひとつもないと、かえって不自然なのでおすすめしません。

表情よりも、**気をつけるべきは姿勢**です。

最近、特に多いのが、スマートフォンが原因となってできるシワです。スマホを見るときの前傾姿勢で顔が下を向く（うつむく）状態では、首にシワが寄る、ほおが下がる、口角が下がってマリオネットライン（口元のシワ）が目立つ、といった状態になってしまいます。

❦顔ヨガやマッサージの効果は？

シワ対策として顔ヨガを実践している方も多いと思います。顔の筋肉を鍛えることで、下垂に対してある程度の予防効果が期待できます。

日本語は口の周りの筋肉をあまり使わないで話せる言語ですから、残念なことに表情筋の老化が進みやすい、という傾向があります。おでこの筋肉などはかなり薄いために鍛えるのが困難ですが、口の周りやほおの筋肉などは、シワがより深くなる前に鍛えておくことがベターです。
シワ予防のマッサージは、ムダではないと思いますが、予防効果は一時的なものですし、やり方によっては逆効果になりかねません。特に、韓国の小顔矯正「コルギ」のように強い圧をかけるマッサージは要注意です。

きれいな年輪にするために

どんなに一生懸命ケアしても、年齢を重ねれば誰でもシワはできるものです。シワがあるからダメということはなく、ないほうが不自然。年齢相応に刻まれたシワは、むしろ大人ならではの魅力といってもいいでしょう。

シワがチャームポイントになる方にはある特徴があります。それは**シワのつき方が、左右均等**であるということです。

左右が均等でないと、顔がゆがんで見えてしまいます。ほおづえをつく、いつもかばんを持つ手が決まっている、食事中に片方の歯ばかりで噛むなど、体の右側または左側ばかりを使う習慣やクセはゆがみの元となります。日常生活の中でできるだけ早く改めましょう。

シミ・そばかす対策の基本は紫外線対策

❦シミの予防には紫外線を防ぐこと

地肌よりも濃い色で、ほおや目元などにポツポツと現れるシミ。シミは、日焼けと同じようにメラニンの過剰な生成が原因でできてしまいます。通常はターンオーバーによってはがれ落ちるのですが、ターンオーバーの周期が乱れるとメラニンがうまく排泄されずに蓄積し、シミとなるのです。

紫外線から皮膚を守り、メラニンが生成されないようにすることが、最善のシミ予防策となります。

シミができてしまったら……

できてしまったシミには、どんなケアをすればいいでしょうか。医療的に除去する方法としては、レーザー治療、飲み薬、塗り薬などがあります。

レーザー治療は、メラニンに吸収される波長域を持つレーザーを照射することで、メラニンを破壊するものです。飲み薬には、メラニンの生成を抑えるビタミンC、ビタミンE、トラネキサム酸などがあります。

ビタミンC、ビタミンE、トラネキサム酸などのサプリメントをとっていれば、シミが薄くなる可能性はあります。これらは体内に発生する過酸化物質を還元する抗酸化剤で、**単独でとるよりも一緒にとることで相乗効果が期待できます。**

もし、これらの栄養素を食べ物からとるなら、トマト、ブロッコリー、フルーツ類がおすすめです。加熱するとビタミンCが壊れてしまうので、できれば生で食べてください。

そばかす

そばかすができるのは遺伝であり、根本的な治療は残念ながらありません。紫外線の影響を受けて春夏に濃くなり、秋冬に薄くなる傾向がありますから、常日頃から紫外線対策を心がけてください。

正しいケアで気になる毛穴を引き締める

よくある毛穴トラブル

毛穴が気になる鼻とその周辺は、皮脂腺の数が多く、脂っぽくなりやすい部位です。皮脂の分泌量が多いために毛穴が広がって目立ってしまう「開き毛穴」は、皮脂の分泌が盛んな10代から20代、また男性にも多く見られます。

30代以上に多いのが、**肌の弾力が減少することで涙形に毛穴が広がる「たるみ毛穴」**です。進行すると毛穴同士がつながって線になり、まるでシワのように見えてしまうので、早めのケアを行ないましょう。

また、**「つまり毛穴」は古い角質やメイク汚れなどが皮脂と混ざって角栓となり、毛穴をふさいだ状態**です。さらにそれが酸化すると黒くなり、イチゴ鼻などと呼ばれる目立つ毛穴となってしまいます。

たっぷり保湿で毛穴を小さくする

もともとある毛穴の数を減らすことは不可能ですが、小さくすることは可能です。基本のケアはやはり、洗顔と保湿です。肌は基本的には排泄器官ですから、余分なものを外に出す機能を妨げないように、**正しい洗顔、保湿を行なうことで肌に潤いとハリが出て、毛穴が目立たなくなります。**

また、気になる場合は美容皮膚科で治療することも可能です。ケミカルピーリング、レーザー治療、イオン導入などの治療があります。

❦毛穴パックは逆効果になることも

手軽な毛穴対策として一世を風靡《ふうび》した「毛穴パック」は、角栓を吸着して取り除くというものですが、使用後は毛穴が広がったままになるので、パックする前より角栓ができやすい状態になるケースも聞かれます。

また、はがす際に必要な潤いも一緒に取り除いてしまうため、頻繁に行なうと逆効果になる恐れがあります。ゴマージュやスクラブ洗顔料（58ページ参照）も同様の注意が必要です。

Let's take a break.

メイク用品やマスク……顔に触れるものを清潔に

マスクをする機会が多い昨今、患者さんからは、「マスクで肌トラブルが起きた」という訴えを聞くことが増えてきました。マスクをつけている部分が赤くなる湿疹やかぶれなどは適切な治療が必要です。また、それほどの症状ではなくても、マスクをつけているときに蒸れてかゆくなる場合は、マスクの内部でなんらかの菌が繁殖して、肌の常在菌のバランスを崩している可能性があります。

皮膚の上にはもともと数多くの常在菌が存在し、健康な肌はそれらがバランスよく働いていますが、マスクで蒸れて温度・湿度が高くなると、バランスが崩れてかゆみを引き起こすのです。マスクはたとえ家族間でも使い回しをしない、洗えるタイプならこまめに洗濯する、なおかつ肌の清潔と保湿を心がけましょう。

皮膚上にいる菌類は、化粧用のブラシやスポンジなどにも付着します。特に、気温の高くなる夏などは汗や皮脂も付着しやすく、雑菌が繁殖することも珍しくありません。メイクしているつもりが雑菌を塗っていた、なんて残念なことにならないように、メイク用品、スポンジ類を清潔に保ちましょう。

繰り返しやすい大人ニキビ

思春期ニキビと大人ニキビ

ニキビは毛穴に皮脂や古い角質が詰まり、そこでアクネ菌が繁殖した状態です。アクネ菌に対抗するために免疫が働いて炎症を起こすので、赤く腫れ上がります。

思春期ニキビは皮脂の過剰分泌が原因で、主に顔の中心であるTゾーンにできやすく、ホルモンバランスが安定すると治まります。

大人ニキビは、ストレス、不規則な生活、自分の肌に合わないスキンケアなどで、肌のターンオーバーのリズムに乱れが生じることで発生します。Uゾーン（あご、口周り）にできやすく、同じ場所に繰り返しできる上に治りにくい、という特徴があります。

ニキビ肌の一般的なケア

繰り返しやすい大人ニキビのケアの第一歩は、**食生活、睡眠時間など、生活習慣の不規則や不摂生をできる範囲で整えること**です。

私も長年悩まされてきたので気持ちはよくわかりますが、ニキビが気になるからといって**メイクで隠そうとするのはNG**です。できるだけメイクはしないほうがいいのですが、仕事などの都合でやむをえない場合は、油分の少ないパウダーファンデーションを使います。メイク落としや、洗顔の際にもニキビに極力触れないようにしましょう。しっかり保湿することも忘れずに行なってください。

ニキビは病気

大人ニキビに悩んでいる患者さんがクリニックに来院した際には、一般的なケアを伝えたあとに薬を処方します。

ニキビに薬というと、ちょっと大げさに感じられるかもしれませんが、実は**ニキビは「尋常性《じんじょうせい》ざ瘡《そう》」という名前の病気**です。保険診療で治療が受けられるので、繰り返す大人ニキビに悩んでいる場合は、最寄りの皮膚科に相談してください。

角質ケアはやり過ぎに注意して

角質を落として透明感のある肌に

肌の表皮には、死んだ皮膚細胞である角質の層があります。通常は自然にはがれますが、生活習慣や無理なお手入れなどが原因でターンオーバーがうまくいかず、角質層が厚くなると、肌のごわつき、乾燥、黒ずみなどを招いてしまいます。不要な角質を落とせば、ワントーン明るく透明感のある肌を取り戻すことができます。

薬剤で溶かすケミカルピーリング

古い角質を取り除くケアとしてよく行なわれているのが、ピーリング（peeling）

です。医療機関で行なうケミカルピーリングは、グリコール酸やサリチル酸、トリクロロ酢酸などの酸を使い、皮膚の表面の角質を溶かして除去するものです。

「溶かす」と聞くと、「刺激が強いのでは？」と心配する患者さんもいます。でも、**こすらないので肌への刺激は穏やか**です。ただ顔に湿疹などがある場合や、前日に顔そりやパックなどをしたときは、薬剤が刺激になるのでおすすめしません。ケミカルピーリング後は化粧などもできますが、一時的に敏感肌になるので、アルコール成分が入った化粧品などは控えてください。

そのほか、薬剤を使わないピーリングもあります。ごく小さなダイヤモンドの粒で角質を削るダイヤモンドピーリング、レーザーを当てて角質を除去するレーザーピーリング、微細な酸化アルミニウムを使うクリスタルピーリング、水流を使うハイドロピーリングなど、いろいろな方法が注目されています。

ピーリングを受けるかどうかを決める際は、治療の効果と注意点、予算などの詳細について医師に確認してから行ないましょう。

こすり落とすスクラブ、ゴマージュ

ピーリングに似たものに「スクラブ」や「ゴマージュ」があります。

スクラブは小さな粒が入ったペーストなどを肌の上で転がして、毛穴に残った汚れや角質を物理的に洗い落とすものです。一方のゴマージュは、植物の種や殻、ハーブなどの天然由来の成分が含まれたクリームやジェルを使い、マッサージで角質を取り去ります。

どちらも、物理的に肌をこすって角質を取り除くものですから、肌にダメージを与える可能性が十分にあります。特に、まぶたなど皮膚の薄い部分にはNGです。おでこやあごなどの比較的皮膚の厚い部分に使うときにも、マッサージのやり過ぎには気をつけましょう。

産毛と一緒に角質もそってしまう

頻繁に産毛をそっている方もいますが、カミソリで毛と一緒に角質も削ってしまうので、やり過ぎは肌荒れの原因になります。頻度は控えめにして、**週1回くらい**

にとどめておくほうが肌の負担になりません。眉毛のお手入れも**週1回くらい**が適当です。

目の下のクマは種類別にケアする

❦クマには種類がある

不健康な印象を与えるだけではなく、老けて見える原因にもなるクマ。ひとくちにクマといっても種類があります。血行不良からくる青グマ、色素沈着の茶グマ、たるみが作り出す影グマ……。

自分のクマの原因がわからなかったり、複数のタイプが複合していると感じたりする場合は、**まずはクマが出ている部分を温めること**をおすすめします。

青グマは温めて血流促進

年齢に関わらず出るのが青グマです。私も若い頃から、青グマには悩まされました。寝不足や疲れ、ストレスが原因で、目の周囲が血行不良を起こしている状態です。

寝不足や疲れなどの根本原因をできるだけ取り去ることと同時に、目の周りの血流を改善するケアをしましょう。冷やさずに、温めるのがポイントです。

ホットタオル（ぬれタオルを電子レンジで温めた後、少し置いて冷ましたもの）をまぶたの上にのせると血行が促進され、リラックス効果もあります。

血行を改善するというとマッサージを連想されるかもしれません。しかし、目の周りの皮膚は薄いので、軽くツボを押す程度ならいいのですが、基本的に素人のマッサージはおすすめしません。

私はツボの専門家ではありませんが、経験上、攢竹《さんちく》というツボが効くようです。

顔にある主なツボ

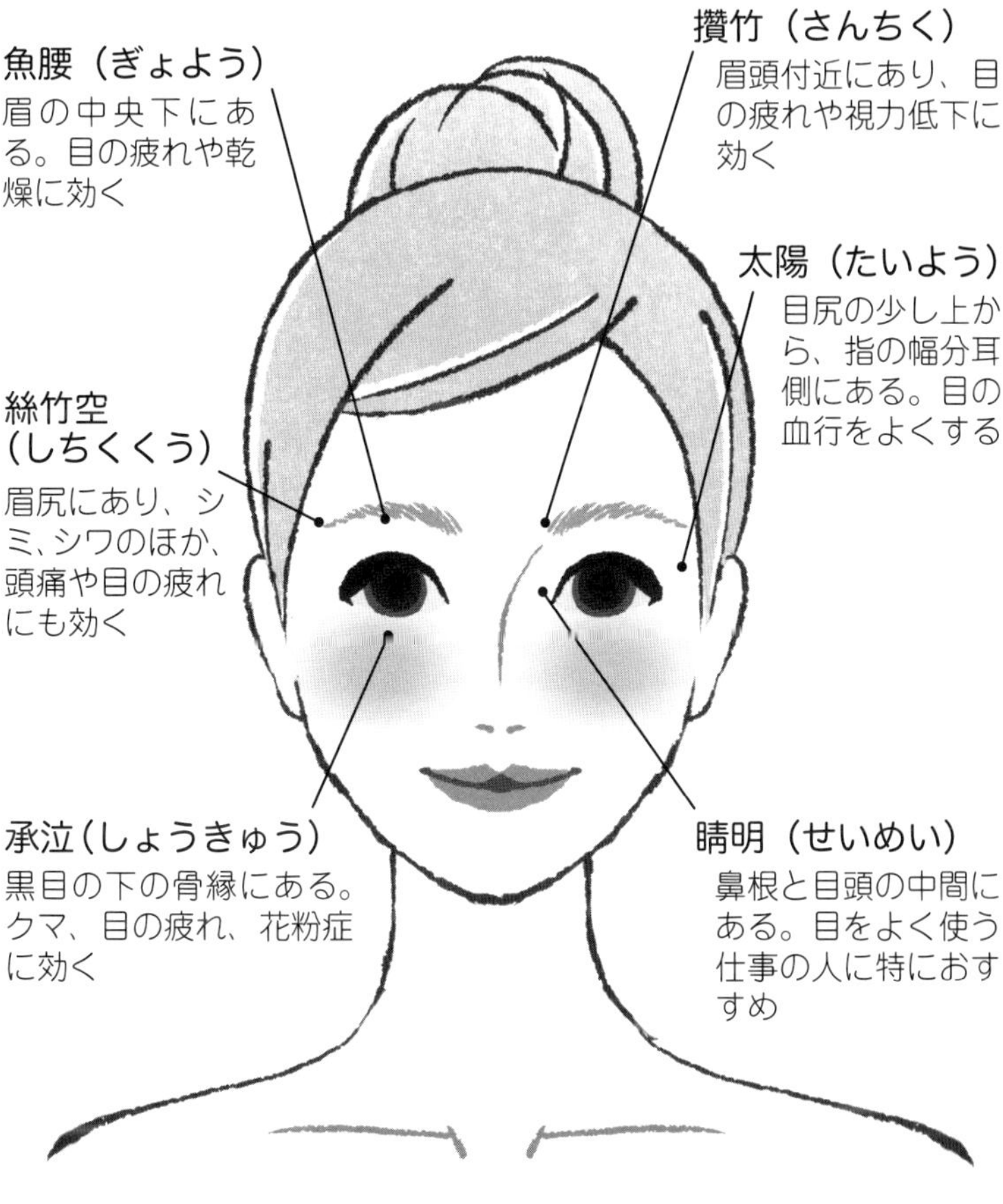
魚腰（ぎょよう）
眉の中央下にある。目の疲れや乾燥に効く
攢竹（さんちく）
眉頭付近にあり、目の疲れや視力低下に効く
太陽（たいよう）
目尻の少し上から、指の幅分耳側にある。目の血行をよくする
絲竹空（しちくくう）
眉尻にあり、シミ、シワのほか、頭痛や目の疲れにも効く
承泣（しょうきゅう）
黒目の下の骨縁にある。クマ、目の疲れ、花粉症に効く
睛明（せいめい）
鼻根と目頭の中間にある。目をよく使う仕事の人に特におすすめ

茶グマはシミと同じ対策を

クマの出ている皮膚を、ちょっと**圧迫しても色が変わらないようなら茶グマ**です。茶グマは色素沈着、皮膚がメラニンによって茶色く色づいてしまった状態。しっかりアイメイクをする習慣のある人に多く見られます。

色素沈着なので、対策はシミ対策と同様に行ないます。洗顔やメイク落としの際にこする刺激はNGです。紫外線を避け、ビタミンCとE、トラネキサム酸を補うようにします。

影グマ対策には肌のハリを保つ

上を向いて鏡を見たとき、目立たなくなるようなら影グマです。皮膚の色はほかの部分と変わらないのに、影によって黒く見えてしまいます。その原因の多くは、眼球を支えている靭帯が加齢によってゆるみ、眼球を覆っている眼窩脂肪が前にせり出してしまうせいです。

肌のハリを保つ保湿を心がけることで、いくらかは改善する可能性があります。

対策を講じても変わらない場合、まぶたの裏側から脂肪をとる治療が効果的です。

生理が整うことで肌がきれいになる

多い生理前の肌トラブル

20代後半以降の女性に多く見られるのが、生理前の肌トラブルです。クリニックを訪れる患者さんからも「生理前や生理中に肌が荒れる」とよく聞きます。

そんな患者さんに接する場合、まず婦人科系のトラブルがないかどうかを確認します。多いのが生理不順や過多月経です。

10代、20代の女性だけではなく、大人世代でも「もう半年以上、生理が来てないんですよね。でもそのほうがラクです」と平気で話す方もいて、驚きを禁じ得ません。**更年期以外で生理が止まるのは、体の自然なリズムが乱れているという危険信**

号だと自覚しましょう。

婦人科系の不調に漢方薬

婦人科系のトラブルがある場合、「できれば婦人科へ行って、そちらの治療をしてください」と指導するのですが「婦人科へは行けない」「行きたくない」といわれることもあります。

そういうときに私がよく処方するのは、漢方の当帰芍薬散《とうきしゃくやくさん》です。冷え症、貧血、月経不順、月経痛、頭重《ずじゅう》、めまい、肩こり、産前産後の障害、更年期障害などといった女性の悩みに効く漢方薬として知られています。

肌は内臓の鏡

「肌は内臓の鏡」といいますが、私たち医師は問診の際に患者さんの肌の色やハリを観察して診療のヒントにしています。ベテラン名医の中には、診察室に入ってきた瞬間に患者さんの全身を見ただけで、占い師のように不調を言い当てる先生さえいるのです。

胃腸の調子が悪いのに肌が絶好調、ということはありません。基本的な臓器の機能が整っていないと、それが肌荒れやニキビなどの形で肌に出てくるのです。**美肌を叶えたいなら、肌だけを見ずに、根本から整えること**が必要です。

ひじ、ひざ、かかとを乾燥から守る

ひじ、ひざ、かかとは乾燥しやすい

カサカサ乾燥して、皮膚が厚くなりがちなスローエイジング世代のひじ、ひざ、かかと。乾燥が進むと、ひび割れてあかぎれになってしまうことも……。もしかしたら、年齢を重ねたのだから仕方がない、と諦めて受け入れていませんか。

でも実は、乾燥しやすいのは年齢のせいだけではありません。**きちんとお手入れをして適切な対策を行なうことで、柔軟でみずみずしい肌に近づけることは十分に**

可能です。

ひじ、ひざ、かかとなどの部位はもともと皮脂腺が少ない場所。さらに、ひじ、ひざは衣服で擦れやすく、かかとは体重の圧力が常にかかっているため、カチコチになりやすいのです。

保湿剤をしっかりと

乾燥しているなら「水分だけを補えばいい」というわけではありません。ひじ、ひざ、かかとの頑固な乾燥対策には、**油分を補うこと**が大切です。皮膚科ではワセリンを処方しますが、ベタつくのが苦手なら、気に入った保湿剤をまめに塗るようにしましょう。

あかぎれになっていなければ、尿素入りの軟膏やハンドクリームもおすすめです（あかぎれがある場合は、しみて痛いので避けましょう）。尿素の配合量が多いほど、保湿効果は高くなります。

ワセリンや保湿剤は1日1回、お風呂上がりなどにつけましょう。入浴後がいいのは、裸になっているため塗りやすいのと、体温が上がっているので油分が肌によくなじむからです。夜1回塗っただけでは乾燥してしまうなら、朝にももう1度保湿剤を塗るといいですよ。しばらく続けていると、ひじ、ひざ、かかとに潤いが戻ってくるはずです。

髪をつややかに美しく保つには

年齢による髪の変化

年齢を重ねると髪にも変化が現れます。白髪、うねり、全体的なボリュームダウン……。私もここ数年でいわゆる「アホ毛」が増えてきて「年齢を重ねるってこういうことなんだな」と実感しています。年齢ダメージのすべてを防ぐことはできませんが、髪は普段のケアを見直すことでかなり印象を変えることができます。

とはいえ、特別なケアは必要ありません。髪も皮膚とつながっているので、基本的なケアは顔とそれほど変わらず、**洗うことと保湿をすることで十分**です。肌のケアとの違いは、髪のケアにはオイルを多く使うということくらいでしょうか。

東洋医学では髪の毛は男女とも腎の気で、腎臓に関わりがあるようです。腎を養う黒い食べ物（豆類、ゴマ、キクラゲなど）を積極的にとるといいといわれています。

シャンプーは毎日しなくていい

髪と頭皮の汚れを落とすシャンプー。毎日だと結構手間がかかるものです。スタイリング剤をつけた場合は、汚れを髪や地肌に残すのはよくありませんからシャンプーをしたほうがいいでしょう。

一方、普段は特に整髪料もつけず、大汗をかくこともないのなら、それほど汚れないので、**シャンプーは2日に1回**で十分です。

私自身も、よほど汚れたり汗をかいたりしたとき以外は、2日から3日に1回のペースです。

若い頃は毎日洗わないとべたついた感じがありましたが、40代に入った頃から、若いときほど毎日洗う必要性を感じなくなりました。**髪も肌と同じように、洗い過**

ぎて乾燥するほうが負担になります。年齢とともに変化する髪の状態に合わせて、洗う回数も変えていいのです。

適度な頻度のシャンプーで、頭皮の血行がよくなり、マッサージ効果も得られます。爪を立ててゴシゴシと洗うと地肌を痛めてしまいますから、指の腹で優しく洗いましょう。

ヘアオイルで油分を補う

潤いが足りないときは、シャンプー後、ドライヤーで乾かす前にヘアオイルをつけます。分量は髪の長さにもよりますが、まずは1円玉大ほどを手のひらにとり、毛先からなじませます。足りないようなら、適宜つけ足してください。

頭皮につけるかどうかは、地肌の状況にもよります。オイリーな感じがするならつけなくて大丈夫。乾燥肌傾向だったら数日に1回、頭皮にオイルを塗ってもいいでしょう。

使うオイルは椿油やホホバオイル、アルガンオイルなど、自然素材で香料の強くないものがおすすめです。アロママッサージの基材になるようなオイルなら、なんでもいいと思います。ただし、食品用のオイルは精製度が低く、酸化しやすいなどのデメリットがあるので不向きです。

自然乾燥が髪を傷める

「熱風が髪によくなさそう」「乾かすのが面倒だから」……と自然乾燥するのは、実は髪によくありません。

シャンプー後の湿った髪は、キューティクルが開いた状態です。自然乾燥では、そこからどんどん水分が抜けていき、パサつきやうねりの原因になります。ぬれた髪のまま寝てしまい、翌朝、盛大に寝癖がついていてあわてたという経験があるのではないでしょうか。

キューティクルから水分が抜けるのを防いで滑らかな髪を保つために、しっかりドライヤーで乾かすことをおすすめします。すぐ寝たいときは、枕に触れる後頭部だけでもなんとか乾かしましょう。頭頂部は寝ている間に乾きます。

疲れ果てて、もう髪を洗う気力も乾かす気力もない、という日は、いっそ洗髪は諦めて寝てしまってもいいでしょう。シャンプーの頻度は2日に1回でいいのですから、翌日の朝や夜に持ち越せばいいのです。

抜け毛の原因は男女で違う

髪の構造としくみ

私たちの髪は、地肌から出ている部分（毛幹）と地肌の中にある根っこ（毛根）から成り立っています。

毛根の奥にある毛球という部分では、毛母細胞が分裂・増殖して髪の元となる組織が次々と作られています。それが角化して髪となり、次々と押し出されることで髪は伸びていきます。その速度は（個人差はありますが）1年間に約10㎝ほどだといわれています。

髪の構造

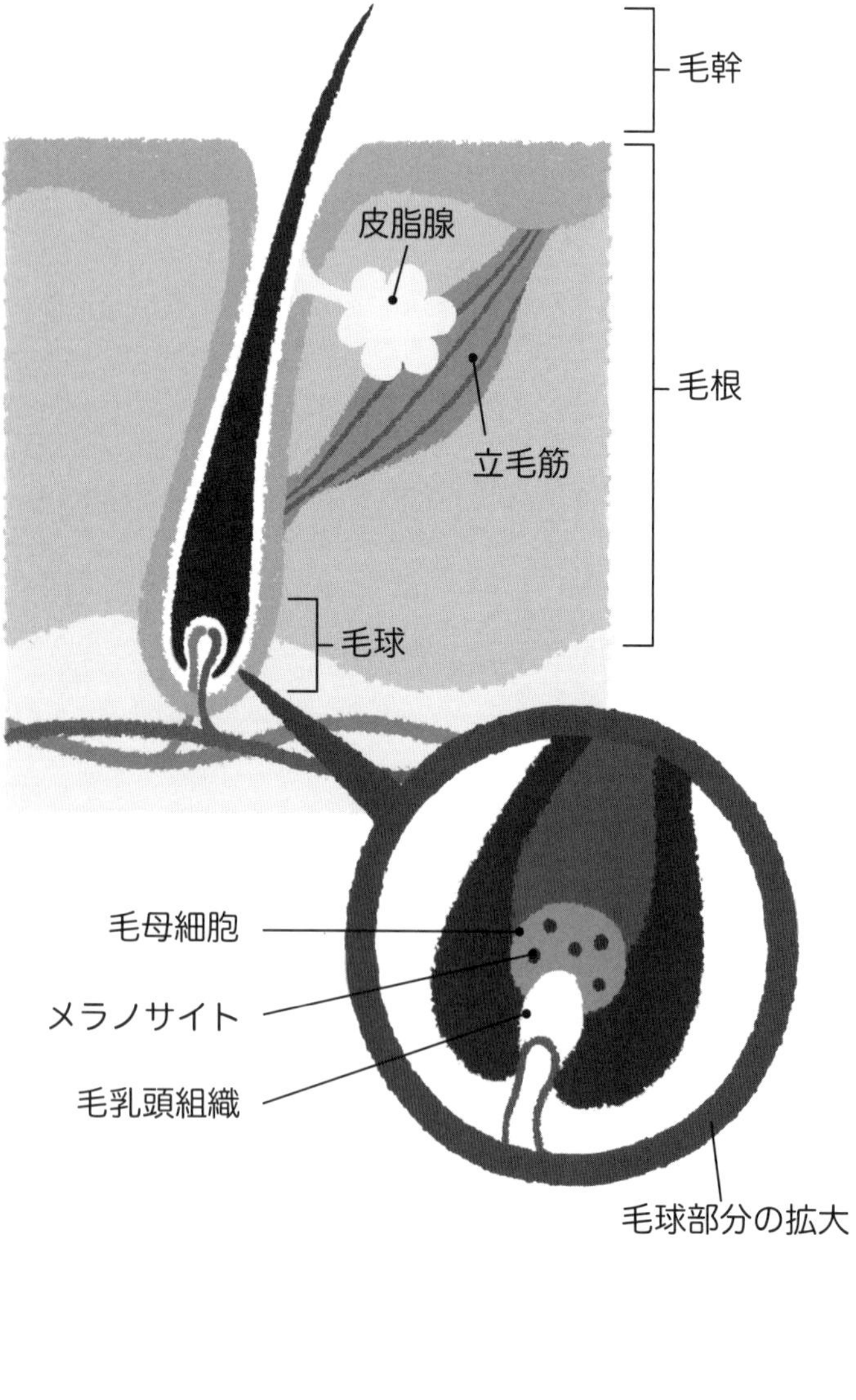
毛幹
皮脂腺
毛根
立毛筋
毛球
毛母細胞
メラノサイト
毛乳頭組織
毛球部分の拡大

毛根は私たちがまだ胎児の頃に作られ、その数は生涯にわたって増えたり減ったりすることはありません。

毛根の数は減らないのですが、新しい細胞を作り出す能力は変わっていきます。頭皮の血流不全やストレス、ホルモンバランスの変化など、さまざまな原因によって毛母細胞が元気をなくしてしまうと、髪がうまく作り出せず、生え方がまばらになったり、細く弱々しい毛質に変わったりしてしまうのです。

男女で異なる抜け毛のタイプ

男性の薄毛・抜け毛は、頭頂部や生え際などから始まることが多いのですが、女性の薄毛・抜け毛は、長さや量はあまり変わらないものの髪が細くなりボリュームがなくなってきます。そのため、女性の場合は全体的に薄くなって頭頂部の分け目が目立つ、地肌が透けて見えるなどの特徴があります。

男性の薄毛の場合、多くはAGA（Androgenetic Alopecia＝男性型脱毛症）といい、男性ホルモンの代謝物質が毛母細胞の分裂・増殖を抑制して、成長期の毛髪を退行期に移行させるために起こります。ＡＧＡは、男性ホルモンの代謝をブロックする薬での治療が有効です。

一方、**女性の薄毛・抜け毛の場合、男性ほどには症状が特徴的ではないため、診断に苦慮すること**があります。

○ＦＡＧＡ

ＦＡＧＡ（女性男性型脱毛症）とは、男性のＡＧＡに対応する女性型脱毛を示す用語です。ＡＧＡの頭に「Female」をつけた名称ですが、ＡＧＡとは原因や症状が異なるため、現在ではＦＰＨＬ（Female Pattern Hair Loss）の名称も使われています。女性の薄毛は、加齢によるホルモン低下や鉄不足、ダイエットによる栄養不足などが原因とされますが、まだはっきりとしたことはわかっていません。

○分娩後脱毛症

妊娠中は女性ホルモンが増えてヘアサイクルの成長期が維持され、抜け毛が減りますが、出産後は女性ホルモンが元のレベルに減り休止期に入るため、抜け毛が増えます。これは一時的な現象で、半年から1年で回復するとされています。

○牽引《けんいん》性脱毛症

ポニーテールなど毛髪を引っ張る髪型を続ける、髪の分け目を常に同じにするといったことから、毛穴にダメージが蓄積されて薄毛・脱毛の原因になることがあります。

○そのほかの薄毛・脱毛

自己免疫疾患の一種である円形脱毛症、甲状腺機能低下症などの病気が原因で起こる脱毛症もあります。

有効な薄毛・抜け毛対策とは？

さまざまな理由から起こる女性の薄毛・抜け毛ですが、次の4つのような対策が考えられます。

①頭皮の血流をよくする

毛根は血流から栄養を得て成長しているため、毛根の血流が乏しくなれば、栄養障害に陥ってしまいます。**頭皮の血流を妨げるものは、運動不足やストレス、肩こりなどです。それらの対策をした上で、マッサージや天然毛のブラシでのブラッシングで頭皮の血流を促しましょう。**

②紫外線から防御する

紫外線は肌だけではなく、頭皮にも炎症などのダメージを与えます。**できるだけ帽子や日傘で防ぎましょう。髪用の紫外線防止スプレーも有効**です。

③食生活を意識する

栄養バランスのとれた食事を心がけ、髪によいとされる亜鉛、ビオチン、ビタミン類を含む食材を普段の食事に積極的に取り入れることも、薄毛・抜け毛予防に役立ちます。

④ 生活習慣を整える

睡眠不足を避けて適度に運動するなど、基本的な生活習慣を整えることは、美容と健康のために何よりの基本です。毛母細胞が元気を取り戻す基盤にもなります。

気にし過ぎずに変化を楽しんで

どうしても気になるときは皮膚科や発毛専門クリニックなど、医師に相談するのもおすすめです。

もし、それほどでもないけれど、なんとなく気になる、という程度ならば、薄毛が目立たないような髪型を工夫してみるのもいいでしょう。

例えば、根元から髪をふんわり立ち上げたり、ゆるくパーマをかけたり、エアリーなショートカットにしたり。髪が多過ぎないほうが似合う素敵なスタイルがあるはずです。美容室で相談してみるのもいいかもしれません。

今の等身大の自分に似合うスタイルは何かと考え、**変化に柔軟に対応して、前向きに新しい魅力を探し続ける**のがスローエイジングを楽しむ秘訣です。

グレイヘアでイメージチェンジ

なぜ白髪になるのか

「なぜ白髪はできるんですか？」と聞かれることがあります。でも、その疑問の前に、そもそもなぜ髪の毛って黒いんだろう、と考えたことはありませんか。

私たちの髪が黒いのは、日光から髪を守るためです。髪を黒く色づけているのは、毛根で作られたメラニン色素ですが、これが紫外線を吸収して髪を守ってくれています（日焼けした肌が黒くなるのもメラニン色素の働きです）。

毛根の働きが弱くなり、髪は作られているのにメラニンが作られない、または作ったメラニンがうまく髪に取り込まれなくなると、そこから生える髪が白髪になります。毛根の働きが弱くなる原因は、加齢、遺伝などといわれていますが、詳しくはわかっていません。

染めるか、染めないか

今のところ私は、白髪を見つけ次第、1本ずつ抜いていますが、これは長く続かないでしょう。結局、顔周りの自分が見える範囲の白髪しか抜けないので、おのずと限界があります。

でも、そもそも白髪が出たら染めて隠す、というのはいつから始まった習慣なんでしょう？　将来、白髪がある程度まで増えてきたら、染めるのをやめてグレイヘア派になってもいいな、と考えています。

白い部分が多ければ、思い切ったブリーチやカラーも映えます。髪の色によって似合う服のデザインや色が変わりますから、一気にイメージチェンジもできますね。

そういう状態になってみないとわかりませんが、どんなスタイルにしようかと、いろいろ試してみるのも楽しそうです。

Let's take a break.

まつ毛は薬で伸ばせる！

まつ毛は、ホコリなどが目に侵入するのを防ぐために生えている体毛の一種です。マスカラやビューラーなどで長年まつ毛に負担をかけ続けていると、まつ毛がまばらになったり、短くなったりしてしまう場合も。クリニックには、「まつ毛の本数が少ない」「まつ毛が短い」と悩む患者さんが来院することもあります。

あまり知られていませんが、実はまつ毛は薬で伸ばせます。効果が確認された「ルミガン」と「グラッシュビスタ」というまつ毛育毛剤があります。もとは眼科の治療薬ですが、偶然まつ毛が伸びることが副作用として発見され、まつ毛育毛剤として使われるようになりました。

薬ですので、医師の診察が必要です。まつ毛のきわに1日1回つけるだけで、毛が太く長くなります（効果には個人差があります）。保険がきかないので自費診療になりますが、費用は8千円から1万2千円前後と、つけまつ毛やエクステンションと比較しても、それほど高価ではありません。まつ毛で悩んでいる方は美容外科のクリニックに相談してみてはいかがでしょう。

第1章のまとめ

- □洗顔は水だけであっさり済ませ、肌の水分が逃げないよう急いで保湿
- □時短でもUV対策はしっかり。ファンデは顔全体に塗らなくてもOK
- □化粧品は価格よりも「成分」。パッケージを見て判断できればベスト
- □紫外線対策をしっかりすることで、肌の老化を遅らせることができる
- □敏感肌のお手入れは、清潔と保湿を心がけて
- □姿勢を正しく表情豊かに暮らすことで、シワやたるみに効果あり
- □毛穴対策も基本を大切にし、肌の自然な排泄を妨げないように
- □大人ニキビは生活習慣を整え、しっかり保湿。悩んでいるなら皮膚科に相談
- □クマ対策の第一歩は温めること。目元はこすらず優しくケア
- □ひじ、ひざ、かかとは毎日の保湿ケアでしなやかさが復活
- □シャンプーは優しく、ドライヤーでしっかり乾かして髪の健康を守る
- □健康的な生活で薄毛・脱毛はある程度は予防できる

第2章

diet
refresh
good quality sleep
... and more

正しい努力で効果がアップ！

〝ボディメンテナンス

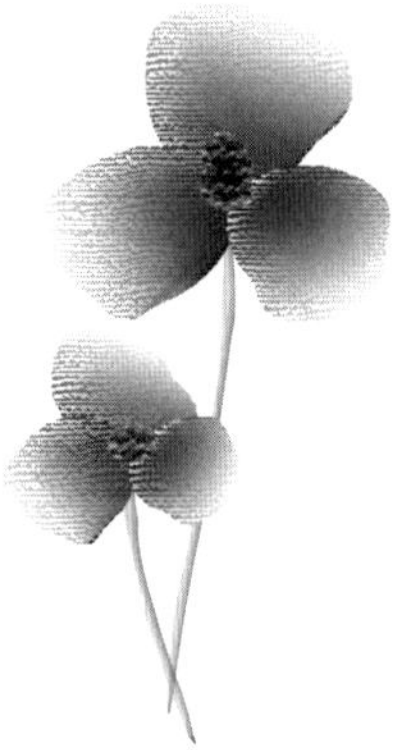

標準体重はあくまでも目安と考えて

BMIとは？

肥満度の指標でよく使われるBMI（Body Mass Index）は、身長の2乗に対する体重の比で体格を表す指数です。

BMI＝体重（kg）÷身長（m）の2乗

この計算式に当てはめて、25以上が肥満とされています。もちろんBMIが低過ぎても、やせ過ぎとなり健康的ではありません（日本肥満学会の判定基準）。

男女ともBMI22くらいが、標準体重とされています。なぜ22なのかというと、統計的にBMI22くらいの人が生活習慣病（高血圧、高脂血症、肝障害など）になる率が最も低くなっている、という理由があるからです。

自分の標準体重はどのくらいだろうか、と気になっているのではないでしょうか。
標準体重は、身長（m）の2乗×22で計算できます。

BMIと肥満の判定		
BMI	判　定	
18.5 未満	低体重	
18.5 以上 25 未満	普通体重	
25 以上 30 未満	肥満1度	肥満
30 以上 35 未満	肥満2度	肥満
35 以上 40 未満	肥満3度	肥満
40 以上	肥満4度	肥満

身長（cm）	BMI22 の体重（kg）
150	49.5
155	52.9
160	56.3
165	59.9
170	63.6

指標は参考程度に

標準体重と比較したり、ＢＭＩを計算したりすることで、一喜一憂する必要はありません。

たしかにＢＭＩはひとつの目安にはなります。でも、標準体重との比較だけでは正直あまり参考にはならないといっていいでしょう。体組成は男女や個人で異なるのに、目標体重を一律にしてしまうのは大雑把だからです。

例えば、筋肉の発達したアスリートは、体重における筋肉の割合が多くなります。そのため、体重だけで見ると重いので、美しく引き締まったボディでも、ＢＭＩで判断すると太っているということになってしまいます。

私たちの体は一人ひとり、骨格も、体質も、筋肉量も違います。筋肉が多いのか脂肪が多いのか、水分が過剰なのか、という中身を考えなくてはいけません。

単純に身長と体重で計算しても、本当の答えは出てこないのです。**指標をそのまま自分に当てはめるのではなく、ひとつの目安として参考程度にとらえる**のがいいでしょう。

やせ過ぎの日本人

BMIの計算式は世界共通ですが、いくつから肥満になるかという判定基準は国によって異なります。

よくいわれることですが、日本人はやせ過ぎな方が多いと感じます。

欧米に行くと、極端な肥満体型の方もよく見かけます。原因は食生活もあるでしょうし、車社会であまり運動しない影響もあるでしょう。アメリカでは成人の30%が肥満（BMI30以上）だそうです。私の肌感覚では6人に1人くらいが巨体という印象です。

太った方が多いせいか、海外では洋服のサイズとバリエーションが多く取り揃えられています。ボリューミーな体型のほうが似合うデザインも少なくありません。

日本ではあまり太り過ぎると、洋服を探すのにも苦労するようです。そのせいで「これ以上太れない」という歯止めがききやすい、というのが極端な肥満体が少ない理由なのかもしれません。

1 2 3 4

ダイエットを始めるタイミング

ダイエット開始の体重は？

標準体重は目安でしかないのですから、それと比べて「○kg重いからダイエットを始めよう」という考え方はあまり意味がありません。適正体重は人それぞれ異なるからです。

では、どのくらいの体重がいいのでしょうか？　よく「20歳の頃の体重がベスト」なんていいますね。でも、現在の体重とあまりにも差があったり、20歳の頃のほうが重かったりというケースもあるのではないでしょうか（私も19歳の頃が人生で一番太っていました）。

そのため、私は自身の普段（体調にトラブルがなく快適に過ごせる普通の日々）の体重を基準と定めています。そして、そこから2kg増えたら、ダイエットを開始するようにしてします。

なぜ2kgなのかというと、それ以上太ってしまうと、減らすのが大変になるからです。体調によって1kgくらいは変動するので、**2kg増えたときをダイエット開始体重**と考えています。

プラス2kgに気づく暮らしを

プラス2kgでダイエット開始といっても、毎日体重を量っているわけではありません。「なんとなく服がきつくなってきたな」と思ったときに体重を量り、現実を知ることがほとんどです。

基準になる服や、手持ちのものの中でよく使うアイテムがきつくなってきたら、注意信号だと考えるといいでしょう。ウエストゴムやルーズシルエットの楽な服ばかりでは気づけないかもしれません。

基準になる伸縮しない生地の服（ジーンズなど）を決めて、プラス2kgぐらいで「あれ？」と気づくような生活に変えていく。まずは、そんなことから始めてはいかがでしょう。

短期間にやせ過ぎない

どんなダイエットをするにしても一番気をつけてほしいのが、あまり急激に体重を落とし過ぎない、ということです。

もともと100kg以上ある方なら、ひと月に5kg落としても特に問題はありません。でも、標準体重に近い場合、**減らしてよいのは月に2kgから3kgが限界**といわれています。それ以上やせてしまうと、体調を崩したり、リバウンドしやすくなったりしてしまいます。

やせたいと思ったら、日記をつけよう

私がチャレンジしたダイエット

世の中には、実にさまざまなダイエット法があります。「○○するだけでやせられる！」などと宣伝されると、つい試してみたくなります。私も、世の中で流行ったダイエットにはひととおり挑戦しました。

リンゴ、バナナ、グレープフルーツ……などの単品ダイエットは味に飽きて続かず、特にグレープフルーツだけを食べるダイエットは低血糖でふらふらになり1週間でやめました。

ダイエットドリンクによる置き換えダイエットも、味が好みではない上に飽きてきますし、すぐにお腹が空くしで続きませんでしたね。

昨年は「月曜断食」に、3カ月挑戦しました。月曜日には断食、火曜・水曜日は調整期間でほんのちょっとしか食べられません。そのため、3日から4日断食しているような感覚で空腹でした。3kgぐらいは体重が落ちましたが、ほとんど水分だったようで、元の食生活に戻したらすぐに体重も戻ってしまいました。

私が試した数々のダイエット法の中で確実にやせたのは、食べたものを記録していくレコーディングダイエットだけです。

太るのはストックが積み重なるから

そもそも人はどうして太ってしまうのでしょうか。

食事でとった糖分は分解され、グリコーゲンになって肝臓に蓄えられるのですが、肝臓は一時的な保存場所なのであまり多くを蓄えることができません。そのため、肝臓のキャパシティを超えた分は中性脂肪に変わり、脂肪細胞にストックされてしまいます。そして、もともと持っている脂肪細胞の一つひとつが肥大化して、皮下脂肪や内臓脂肪がついた状態になります。

私たちが適量を食べ、その日に食べたものを**3日以内にエネルギーとして消費できれば、**プラスマイナスゼロで太りません。でも、大概は食べ過ぎてしまうので、余った分のストックがどんどん積み重なって太ってしまうというわけです。

食事日記で記録する

患者さんの中にも「ダイエットしているのに全然やせない」という悩みを抱えている方が少なくありません。そんなときに私は、**自分の経験から「とりあえず食事日記をつけましょう」とアドバイス**しています。

食事日記は、手書きでもスマホでもどちらでも構いません。書式にも決まりはないのですが、とにかく口に入れたものをすべて書き込みます。朝昼晩の食事はもちろん、間食やおやつなど、アメ玉1個、つまみ食いのひと口まで、書き留めるのがルールです。

何日か食事日記をつけてみると「自分が何を食べたかをいかに把握していないか」ということに驚かされます。食事日記で自分がいつ、何を、どれくらい食べているのかが見えてくると、「ここはガマンしておこう」と食欲に歯止めがきくようになるのです。それと同時に、アメ1個、ポテチ10枚などと書く手間を考えると面倒になって、「書かなきゃいけないなら、食べるのはやめておこうかな」と思えます。

見える化すること、見える化する過程で記録からのフィードバックを得られること、というふたつの面から、食事日記はダイエットに有効なのです。

部分やせは可能？　不可能？

お腹周りや太ももは脂肪がつきやすい

脂肪は体全体に等しくつくのではなく、お腹や太ももといった部分に特につきやすく、逆に手首や足首などの関節や、頭などにはつきにくいという特徴があります。いったいどうしてでしょう。

手首や足首などはよく動かすからつきにくい、頭は骨で守られているからつきにくい、ということもありますが、もともとその部分には、脂肪細胞の数があまり多くありません。そのため脂肪がつきにくいのです。

脂肪のつきやすいお腹や太ももは、骨によるガードがないため、無限に大きくなることができます。また、お腹につきやすいのは、内臓を守るためであるともいわれています。

部分やせは不可能！

やせるためには体脂肪を減らす必要がありますが、「体のこの部分の体脂肪だけ減らしたい」という願いは残念ながらなかなか叶いません。

例えば、腹筋をしても腹筋周辺の脂肪だけがエネルギーに使われるのではありません。体は最初のうちは筋肉中のグリコーゲンをエネルギーとして使い、それが切れると体内に蓄えられている脂肪からエネルギーを取り出します。**「ここについた気になる脂肪を重点的にエネルギーに変える」ということはできない**のです。

不可能を可能にする美容外科

一方、美容外科では、部分やせも不可能なことではありません。方法として、よく行なわれるのは脂肪溶解注射、その次が脂肪吸引です。

脂肪吸引によって脂肪細胞の数そのものを減らすと、その部分の脂肪は当然減ります。例えば、お腹の脂肪を吸引するとお腹はやせます。でも、脂肪吸引でやせても、残った脂肪細胞が肥大化してしまうと、また太ってしまうのです。

また、足に関しては、ボトックスで筋肉のサイズを小さくし細くする治療もあります。ただし、筋肉は年齢を重ねてもイキイキと活動するために欠かせないものだということはお忘れなく。

朝食は抜いてもいい

「3食しっかり」は昔の話

スローエイジング世代を迎えたら、「健康のために朝食は必ずしっかり食べる」という古い常識は捨てても構いません。

多くの現代人は食べ過ぎで、カロリーを過剰摂取しています。体重を気にして食事量を抑えたいと考えているなら、食事のたびに食べる量を減らす、食事の回数を減らす、のどちらかになりますが、**毎食量を減らすよりも、朝の1食だけをスキップするほうが現代人のライフスタイルに取り入れやすい**でしょう。

私自身、小さい頃から母に「朝食はしっかり食べなさい。元気が出ないわよ」と刷り込まれ、朝起きたばかりでお腹がまったく空いていなくても無理やり食べていましたが、今では意図的に朝食を抜くことがあります。

朝食を抜くことで1日のトータルカロリーが抑えられるだけではなく、前日の夕食から昼食まで15時間から16時間空くことになるので、胃腸を休ませることができます。朝の時間をゆったり使えることもメリットです。

成長期のお子さんや午前中に体力を使う仕事をする方などを除けば、健康維持のために朝食を食べなければいけない、というわけではありません。

朝食は食べずに飲むメニューで

かといって、朝、何も口にしないわけではありません。飲み物は積極的にとるほうがいいのです。人間は寝ている間に、約５００㎖もの汗をかくので、失った水分を補う必要があります。

朝の飲み物としては、野菜ジュース、スムージー、豆乳などがおすすめです。

①作りたて野菜ジュース

市販品は製造されてから日にちが経ち、ビタミンやミネラルが壊れているため、できれば自宅でミキサーを使い、その日の朝、飲む分を作ることをおすすめします。少しフルーツを入れると、自然な甘さが加わります（ただし、入れ過ぎると糖分過多になるので注意）。

②牛乳（または豆乳）＋きなこ

不足しがちなタンパク質を補えるドリンクです。お好みでハチミツを少し加えてもいいでしょう。

③味噌汁

具入りでも具なしでもOKです。具入りの場合は大根おろしなど、消化のよいものを選びます。タンパク質と塩分が摂取できます。発酵食品は、腸内環境を整えるために、できれば毎日とりたい食品です。

④コーヒー＋MCTオイル（またはココナッツオイル）

オイルに含まれる中鎖脂肪酸はすぐに体のエネルギーになります。コーヒーに含まれるカフェインには脂肪燃焼効果、クロロゲン酸（ポリフェノールの一種）には食後の血糖値の上昇をゆるやかにする働きがあります。ただし、牛乳を入れると効果が薄れてしまうので注意してください。

朝のお通じ

朝食をしっかり食べないと朝のお通じが……と気になる方もいるでしょう。でも、本来は食べなくても意外に出るものです。

朝の便通は食事をとることで上から押し出すのではなく、夜の間に消化されたものが、朝、腸が目覚めることで体外へと排出されるイメージです。忙しい朝の時間ですが、気分をリラックスさせることも快腸になるコツですよ。

お手軽＆太らないランチ

究極の手抜き弁当

ランチは空腹を満たし、栄養を補うだけではなく、気分転換や午後の元気をチャージジする意味もあります。しっかりおいしく食べましょう。多少カロリーオーバーになっても、午後の活動で消費できます。

私の場合、平日の昼食はだいたい自作のお弁当を食べています。前日の夕飯の残り物や、冷蔵庫にストックしているものを詰めただけの手抜き弁当です。

主食はおにぎりで、ときどきサンドイッチにすることもあります。おかずは弁当箱のおよそ半分に炒め物やサラダなどの野菜を必ず入れ、主菜は肉か魚かどちらかというスタイルです。

忙しい時期が続くと、お弁当を作る時間もとれません。そういうときはサバ缶を1つ持ち、職場に向かう途中でおにぎりを1つ買って昼食にしています。

サバ缶にはトマト味やバジルとオリーブオイル、味噌煮などさまざまな味のものがあり、続いても飽きません。また、汁には体によい成分が多く含まれているので、汁まで残さず食べます。

お弁当箱に詰める手間もないので、洗い物も出ません。おにぎりの包みと空き缶を捨てて終了という手軽さです。

週に1回はサバ缶とおにぎりだけでいいと割り切ると、お弁当作りの負担が軽くなりますよ。

外食やコンビニ食品も組み合わせて

外食する場合、主食がご飯で、主菜に汁物やサラダのついた定食スタイルがいいといわれていますが、ご飯の量が多過ぎるという点が問題です。お店にもよりますが、アラカルトで数品頼むほうが、栄養バランスをとりやすいかもしれません。また、外食せずに、スーパーやコンビニでいくつか組み合わせて買うのも自由度があり、バリエーションが楽しめます。

1食で栄養バランスをとらなくてはと考えがちですが、それを実現するのはなかなかむずかしいものです。そもそも私たちの**体は1回の食事ではなく、数日の食事でバランスをとる**ようになっています。

「今日はちょっと野菜が足りなかったな」と思ったら次の日にサラダや野菜炒めを食べたり、「ちょっと肉が続いたな」と思ったら翌日は魚を選んだりするなど、2日から3日のスパンでバランスをとればいいのです。

罪悪感なくスイーツを食べる方法

夕食が遅いときは間食で持たせる

間食はダイエットの敵ですが、少しくらいはいいのではないでしょうか。特に仕事の都合などで昼食から夕食までの時間が空いてしまう場合、空腹を我慢し過ぎてストレスを溜めるより、軽く食べてしっかり動いたほうが健康的です。

夕方に間食したら夜の食事を軽くするなど、トータルで食べ過ぎないようにすればいいと考えましょう。

甘いものを食べるタイミング

職場で、おみやげのお菓子やいただきものを「これどうぞ」といわれたとき、「結構です」と断るのはなかなかむずかしいものです。私も甘いものが好きなので、おやつをすすめられたら断れません。

内分泌科の先生によると、甘いものを食べる場合、**午後3時から4時頃までならエネルギーとして消費できるのでカロリーオーバーをあまり気にしなくてもよい**とのこと。仕事や家事で体を動かすため、体内に蓄積しにくいのだそうです。

逆に、夕食後のデザートにケーキ……というのは、皮下脂肪になりやすいので要注意パターンです。

和菓子と洋菓子、太りやすいのは？

カロリーで比べると、洋菓子より和菓子のほうが低いのですが、糖質量で比べると同じくらいか、和菓子のほうが洋菓子より多いこともあります。

洋菓子を選ぶなら、卵やチーズを使ったお菓子（プリン、ゼリー、シュークリームなど）、和菓子を選ぶなら、砂糖の量が比較的少ないお菓子（いちご大福、水ようかんなど）がいいでしょう。

最近は低糖質商品のバリエーションがかなり豊富になったので、いろいろ試すのも楽しいですね。

鍋料理で時短ダイエット

忙しい日は鍋料理

晩ご飯を作るのは大変です。毎日となると、それだけで負担になります。私はひとり暮らしなのですが、仕事が長引くと自宅に着くのは夜の9時から10時です。調理が簡単で手早くできて、栄養バランスのよいメニューとは？　と考えて、たどり着いたのが鍋料理でした。

鍋料理は手軽なだけではなく、野菜をたくさん食べられるのが利点です。1人前の小鍋に野菜を山盛りにしても火を通すとかさが減るため、1食で食べきるのもむずかしくありません。前の晩かその日の朝、材料を切って鍋に入れるところまでセッティングしておけば、帰宅したら火に掛けるだけでいいので簡単です。

コース料理のように食べる

夜は太るから炭水化物は食べない、という方もいますが、私は夜もご飯を食べています。ただ、いきなりご飯ではなく、野菜→タンパク質→炭水化物と食べる順番を意識しています。また、白米ではなく、雑穀を混ぜた玄米にしています。

私たちの世代は、学校給食で「三角食べ」を教えられ、おかずもご飯も均等に食べるように指導されましたが、あれは食欲にムラがある子ども向けの食べ方です。

血糖値を急激に上げたくない、少量で満腹感を得たいスローエイジング世代は、**コース料理をイメージして食事をとる**といいでしょう。コースが一品ずつ出てくるように、野菜→タンパク質の順に一品ずつよく味わって食べ、最後にご飯（炭水化物）でしっかり満腹感を得て締める、というのが理にかなっているのです。

余談ですが、丼物がダイエットの敵なのは、それ自体のカロリーや栄養バランスの面で問題があるだけではなく、炭水化物をドカッと大量に食べてしまうからという理由もあります。たまに楽しむのはいいと思いますが、いつも丼物というのはダイエット向きではありません。

オイルを賢く選べば健康の味方に

脂質の種類

油は悪者と思っている方はいませんか？　たしかに脂質はカロリーが高いので、食べ過ぎると肥満を招きかねません。でも、脂質は人間にとって必要不可欠な栄養素。活動するためのエネルギー源となったり、細胞膜やホルモンの材料として使われたりする大切なものです。

脂質の大部分は、脂肪酸という物質でできています。脂肪酸は「飽和脂肪酸」「不飽和脂肪酸」「トランス脂肪酸」に分けられ、それぞれの特徴を知っておくことがポイントになります。

脂質の種類

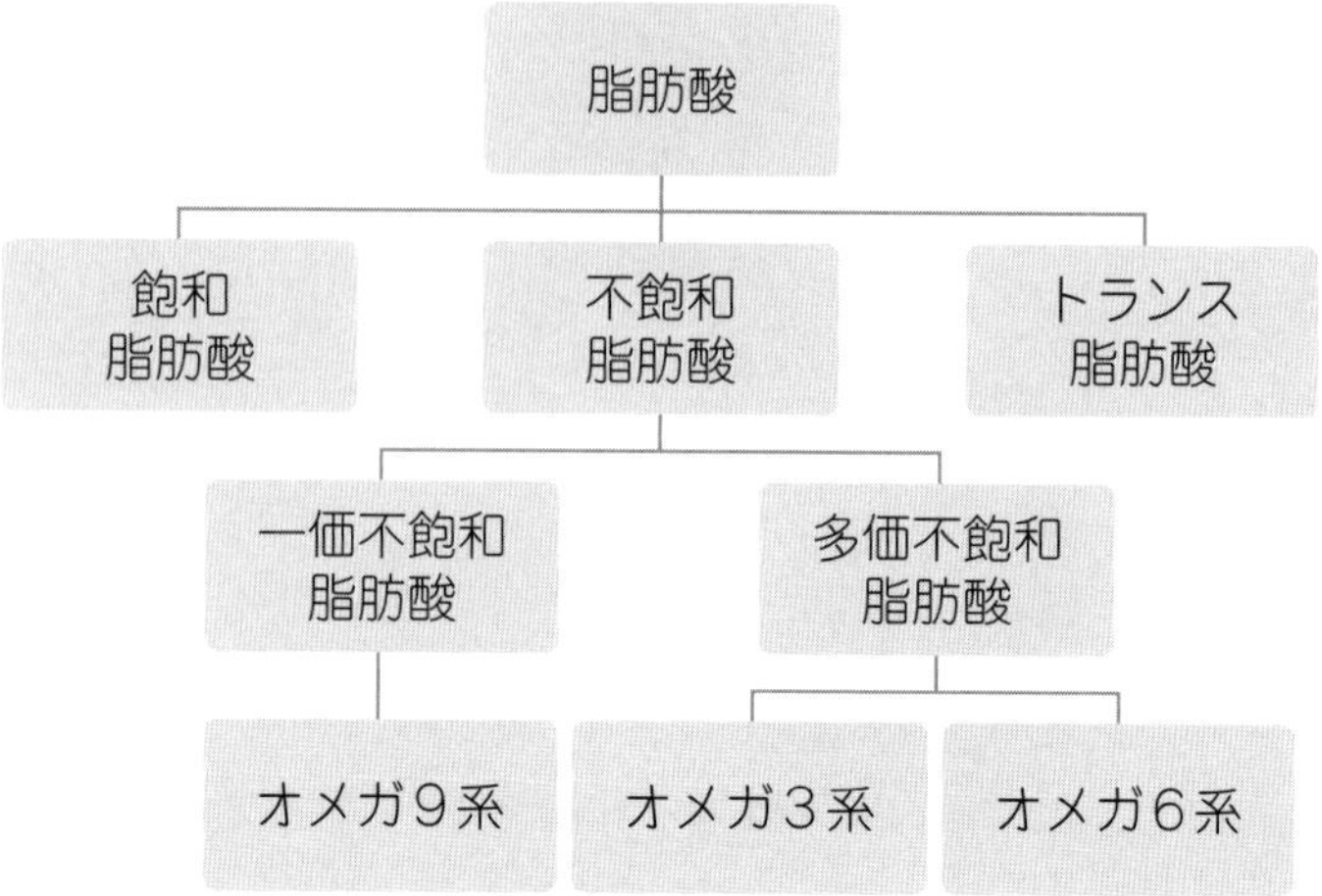

①飽和脂肪酸

肉類、バター、チョコレート、ココナツ、パームオイルなどに多く含まれるのが飽和脂肪酸です。エネルギーとして使われやすいのですが、体内で合成できることもあり、食べ過ぎに注意が必要です。

②不飽和脂肪酸

不飽和脂肪酸は「一価不飽和脂肪酸」と「多価不飽和脂肪酸」に分けられます。

一価不飽和脂肪酸は、オメガ9系脂肪酸ともいいます。オリーブオイルや菜種油、アボカドなどに多く含まれます。
多価不飽和脂肪酸は体内で合成できないため、食事からとる必要がある「必須脂肪酸」です。多価不飽和脂肪酸には、オメガ3系、オメガ6系の2種類があります。**オメガ3系は、えごま、亜麻仁、青魚など**に含まれ、リノレン酸、ドコサヘキサエン酸（DHA）、エイコサペンタエン酸（EPA）など、健康食品でおなじみの成分です。**オメガ6系はコーン油、大豆油、綿実油、グレープシードオイルなど**に多く含まれます。

③**トランス脂肪酸**
悪玉コレステロールを増加させます。マーガリン、ショートニング、加工油脂などに含まれています。

オメガ3系脂肪酸を意識してとる
飽和脂肪酸とトランス脂肪酸はできるだけ控え、多価不飽和脂肪酸を意識して食べるようにするのが健康的な脂質との付き合い方です。

特にオメガ3系の亜麻仁油、えごま油は積極的に取り入れましょう。私はときどき、朝食代わりに亜麻仁油を入れたコーヒーを飲んでいます。そのままでも飲めなくはないのですが、分離してしまうので、ミキサーで撹拌《かくはん》すると見た目はカフェラテ風になり、味もマイルドになってぐっと飲みやすくなりますよ。

見えない油に要注意

ところで、「見えない油」を知っていますか？　油は、調理や食べるときに目に見える油と、加工食品や肉、魚、乳製品など食品に含まれているものとの2種類に分かれます。食品に含まれている油は、私たちは直接気づきにくい、つまり「見えない油」となって、知らず知らずのうちに摂取してしまうことがあります。

肉の脂身を取り除いたり、料理で使う油を減らしたりと見える油を減らす努力をしても、スナック菓子、菓子パン、ファストフードなど「植物油」「加工植物油脂」を含む食品を食べていると、気づかないうちに見えない油（多くはオメガ6系脂肪酸）を食べ過ぎてしまうので、注意が必要です。

アルコールはやっぱり太る？

アルコールは太る？

アルコール自体にもカロリーはありますが、アルコールのカロリーはエンプティカロリー（体温を上げたり、汗をかいたりすることで消費されて体に蓄えることができないエネルギー）です。

だからお酒を飲んでも太らない、といいたいところですが、毎晩しっかり晩酌をしても太らないなんて都合のいい話は、残念ながらありません。お酒で太る要因として、**お酒に含まれる糖質**があります。ビールや日本酒、甘いカクテルなどに含まれる糖質は脂肪として体内に蓄積されます。

アルコールは胃酸の分泌を促すため、食欲増進効果があります。酔って自制心がゆるみ、ついつい食べ過ぎてしまう……。しかも、おつまみといえば塩分や脂肪分が多くハイカロリーのものばかり。さらに、締めのラーメンやスイーツが追い打ちをかけます。

飲むなら蒸留酒

ダイエット中のお酒は、飲み過ぎに気をつけて適量をたしなむ程度にとどめましょう。とはいえ、私もダイエット中にお酒を飲みたくなることはあります。我慢ばかりではストレスが溜まってしまうので、できるだけ糖質の少ないお酒を選ぶようにしています。

糖質が多いのは、ビールや日本酒などの醸造酒、甘い味のカクテルなどです。**糖質が少ないお酒は、ウイスキー、ブランデー、焼酎などの蒸留酒。**ワインは人によって意見の分かれるところですが、ポリフェノールや抗酸化作用があることを考えると、避けなくてもよさそうです。

糖質の少ないお酒でも飲み過ぎれば太ってしまうこともあります。体内に入ったアルコールは肝臓で分解されて酢酸になり、さらに分解されて二酸化炭素と水になるのですが、その過程で肝臓のエネルギー回路の活性が低下するため脂肪酸の合成が優位になり、結果的に中性脂肪になってしまうのです。

また、体型に関わらず、アルコール摂取量が多いと脂肪肝になりやすいことがわかっています。

居酒屋メニューでヘルシーに

職場の付き合いや友人との会食など外でお酒を飲む場合は、コース料理よりも、数種のつまみをアラカルトで頼める居酒屋のほうがおすすめです。

メニューの中から海藻、トマト、豆腐、枝豆など、糖質が少ないおつまみを選ぶようにすれば、ダイエット中だからといって誘いをすべて断らなくても済みますね。

女性ホルモンとコレステロールの関係

コレステロールとは？

コレステロールは私たちの体内に常時蓄えられている脂肪の一種です。

それらのうち、肝臓で作られたコレステロールを全身に運ぶものをＬＤＬコレステロール、余分なコレステロールを回収してまわるものをＨＤＬコレステロールといいます。ＬＤＬコレステロールが増え過ぎると動脈硬化の原因に、少な過ぎると脳出血の原因になるため「悪玉コレステロール」、それを回収するＨＤＬは「善玉コレステロール」と呼ばれています。

血液中のＬＤＬコレステロールや中性脂肪が多くなり過ぎた状態を「脂質異常症」といいます。これを放置すると動脈硬化、やがて脳卒中や心筋梗塞を引き起こすこともあるため、注意しなければなりません。

コレステロールが上昇しても……

女性は生理があるうちは、女性ホルモンのエストロゲンがコレステロールを低下させる働きをしています。ところが、更年期にさしかかると、エストロゲンが減ってくるため、それまでと同じような生活をしていてもLDLコレステロール値が上がってしまうことが少なくありません。

以前はコレステロールが上がれば、すぐに「下げましょう」と薬を出すのが一般的でしたが、最近は「病的な数値でなければ無理に下げなくていいのではないか」という方向に変わってきています。

食生活の乱れや、遺伝によってコレステロールが異常に高いなどの場合はもちろん治療が必要ですが、**閉経後にコレステロール値が高くなった場合は自然現象**であるため、無理に抑えつけなくてもいいのではないか、という考え方です。

特に治療が必要ない場合も将来元気でいるために、適度な運動をして、食生活では肉類や乳製品を減らし、野菜と魚を多めにとることをおすすめします。

健康的な生活を心がけることで、健康とダイエットの両方が叶えられるのです。

酵素を意識して食べる

人間の体内にある3つの酵素

健康のために酵素サプリが人気です。でも「酵素」がどんなものか、よく知らずに摂取している方も多いようです。

酵素とは、私たちの体の中で起こる化学反応（呼吸、消化吸収、新陳代謝など）が、素早く的確に行なわれるよう触媒となる物質のことです。植物を含めた生き物すべての体内に存在していて、私たち人間も酵素がなければ生きることができません。**酵素が減ることで、老化が促進される**といわれています。

人間の体内の酵素は３０００種類以上あり、消化酵素、代謝酵素、食物酵素の3つに分類されます。

○消化酵素

食べ物を吸収されやすい形に分解し、消化を助けます。私たちの消化器官には必ずこの消化酵素があります。例えば、ご飯をずっと噛んでいると甘くなるのは、唾液に含まれる消化酵素のアミラーゼがデンプンを糖に分解するためです。

○代謝酵素

吸収した栄養素をエネルギーとして活用するための酵素です。呼吸、運動、細胞分裂、新陳代謝など、代謝に関わる働きをしています。

○食物酵素

消化酵素と代謝酵素は体内で作られますが、この食物酵素は食べ物に含まれ、体外から入ってくる酵素です。消化を促進させるなどの働きがあります。

新鮮な野菜や果物、魚、発酵食品（納豆、味噌、ヨーグルト、ぬか漬けなど）に多く含まれます。

Let's take a break.

酵素を食べても酵素は増えない？

私たちの体は、生命を維持するために酵素を消費しています。体が1日に作る酵素の量には限界があり、消費と供給のバランスが合わないと酵素が減ってしまいます。

不足してしまった酵素を補おうとして、発酵食品や「酵素入り」のサプリメントを食べたり飲んだりしても、それらに含まれる酵素がそのまま体内に吸収されるわけではありません。

いくら酵素を食べても酵素は増えないのです。でも、酵素を多く含む食品やサプリの摂取はムダではありません。その酵素によって食べ物を分解するので、消化する際に胃腸の負担を軽くできる、つまりもともと体内にある酵素を浪費しないで済むというメリットがあります。

酵素の消費の仕方は、ライフスタイルによって変わってきます。常に加工食品ばかりを食べているような場合は、食物消化のために酵素を優先的に使ってしまっています。その一部を代謝に回すことができれば、より健康的で若々しくいられますよ。

運動を継続するためのコツ

筋トレは「普通」でOK

運動には、生活習慣病の予防や筋力維持などのさまざまなメリットがありますから、年齢に関係なく運動を続けていきたいですね。

私も自宅で筋トレをしています。マッチョを目指すわけではないのでハードなトレーニングではなく、女性向けの筋トレでメリハリのある体形を目指しています。自重《じじゅう》トレーニングという、自分の体重を利用する方法を基本的に行ない、必要に応じてダンベルを使う程度です。

筋トレに近道はありません。**短時間でもいいので、できるだけ毎日続けること**を目標にしましょう。

ルーティンをつくる

ところが、その「続ける」のが最大の難関です。「さあ、今日からやるぞ!」と決意して三日坊主で終わってしまった経験は誰にでもあるのではないでしょうか。

運動を続けるにはコツがあります。そのひとつが習慣化することです。取り組みやすい時間ならいつでもOK。ただ**満腹状態で運動をするのはよくないので、できれば胃に食べ物が入っていない時間帯**にしましょう。私は起床後すぐのタイミングで朝のルーティンに組み込んでいますが、もし昼休みに運動すると決めたら、運動してからお昼ご飯を食べる、というような自分なりのルーティンをつくればいいのです。

モーニングルーティンに組み込むメリット

私は起床後、テレビでニュースを流しながらパジャマのまま15分間筋トレをして、それから着替え、お弁当作り、化粧などの支度をして出勤しています。

運動のためにわざわざ身支度をして外に出るには、春先は花粉がつらかったり、夏場は日焼け対策が面倒だったり、冬場は寒かったりと、何かしら外に出たくない理由は見つかるものです。そういう意味でも、パジャマのままでできる筋トレは継続するには最適です。ほかにヨガ、ピラティスなども向いているでしょう。

運動の順序を変えるだけで脂肪の燃焼率がアップ

頑張り過ぎないことも大切

筋トレも、有酸素運動も、頑張れば頑張るほど効果が出る、というわけではありません。特に**有酸素運動では、頑張り過ぎは逆効果。**会話ができるくらいのペースが適切です。

「有酸素運動は時間をかけないと効果がない」と思い込んでいる方がときどきいます。以前は「15分以上しないと脂肪が燃えない」といわれていましたが、それは最近否定されました。5分、いや3分ずつの細切れ時間でも、運動をしないよりはしたほうがいいので、こまめに体を動かすことが健康にもダイエットにもいいと心得ましょう。

効率的な運動順

食事は、野菜→タンパク質→炭水化物の順に食べると血糖値が上がりにくいと述べましたが、運動にも脂肪燃焼効果が出やすい順番があります。

ダイエットしたいなら、先に筋トレなど無酸素運動をしてから、有酸素運動を行なうのがおすすめです。

無酸素運動は主に糖を使うのですが、無酸素運動をするとアドレナリンや成長ホルモンが出て、基礎代謝をアップさせて脂肪細胞の分解を促します。その後に脂肪を使う有酸素運動をすることで、脂肪燃焼効果が大きくなります。朝起きてすぐに筋トレ(無酸素運動)をして、その後に通勤のために歩いて駅まで行くだけでも運動になります。

ダイエットの場合には無酸素運動↓有酸素運動の順ですが、ボディビルダーなどの筋肉を大きくしたい方は、無酸素運動と有酸素運動を別の日に行なうのがいいでしょう。例えば、1日目に筋トレ、2日目に有酸素運動などと分けて行なうと効果が上がります。

ランチの後に軽い運動を

昼食後、血糖値が上がっている状態で、10分から15分でもウォーキングをすると、脂肪が蓄積しにくいといわれています。

買い物に行くのを昼食後にする、昼食後に掃除機をかけるなどの軽く体を動かす家事をするといったことでいいので、毎日の生活の中で順番を工夫してみましょう。

もっとリフレッシュできる入浴法

湯船につかろう

できれば毎日、湯船につかるのをおすすめします。単純にリラックスできるだけではなく、お湯につかると寝つきがよくなるという効果もあります。いったん上がった体温がゆるやかに下がっていくタイミングで眠くなりやすいので、**寝る時間から逆算して1時間から30分くらい前に入る**のが理想的です。

また、お湯につかることで血行がよくなるという面もあります。水圧でギュッと末梢血管が圧迫され、お湯から出ると戻る、という変化が血行を促進します。

熱い風呂、長風呂には要注意

いいことずくめのお風呂ですが、熱過ぎるお湯や長風呂はあまりおすすめしません。お湯の温度が高過ぎると乾燥を招きます。40℃以下のぬるめ推奨派が多いようですが、それでは寒いのではないでしょうか。少し熱めで、自分自身が気持ちいい温度でいいと思います。私の場合はだいたい41℃から42℃くらいです。

ぬるめのお湯でも、長時間入り過ぎるのはよくありません。肌がふやけてバリア機能が壊れやすくなり、異物が侵入しやすくなってしまいます。**お湯につかるのは15分程度**にとどめておくのがいいでしょう。

半身浴は、美容にいいと人気です。腰までしかお湯につからなくても血液は全身に巡りますから、体を温める効果があります。半身浴の際は肩や首が冷えやすいので、上半身にタオルを掛けるなどして保温することをお忘れなく。

洗い過ぎやゴシゴシ洗いはNG

入浴時に、湯船のつかり方に加えて気をつけたいのが洗い方です。

現代は清潔志向が強く、体を洗い過ぎる傾向にありますが、第1章のスキンケアの項でも説明したように、摩擦は美肌の大敵です。体を洗うときに目の粗いボディタオルなどでゴシゴシこすっていると、肌荒れや色素沈着といったトラブルの元になります。

ナイロンなどの人工素材でも、ヘチマなどの天然素材でも、外部からの物理的な刺激になるのは同じことです。ゴシゴシとこするのはよくありません。綿のタオルを使用するか、むしろ**何も使わず手で優しく洗うのがおすすめ**です。


参考までに、私は体を洗うときにボディソープは使いません。足の裏や脇の下など汚れやすいところは石けんで洗いますが、ほかはお湯で流すだけ。体が汚れるような活動をしない限り、大人はそれで十分です。

石けんはできるだけ純度の高いものを選びましょう。手作りで時間をかけて熟成させた石けんなら、なお効果が期待できます。

洗浄力が強いボディソープは、使うほどに肌が乾燥しやすくなってしまいます。最近見かけるスキンケア成分入りのものは肌に優しいようなイメージがありますが、スキンケア成分も泡と一緒に流してしまうので、効果のほどは疑問です。

スローエイジング世代のにおいケア

汗のにおいを抑えるには

暑いとき、緊張したとき……さまざまなシーンで私たちは汗をかきます。スポーツでかく汗などは爽やかな印象もあるのですが、一方で嫌なにおいの元になることもあります。

汗を出す汗腺は、**エクリン腺とアポクリン腺の2種類**です。

エクリン腺は、主に体温を調節するためのさらっとした汗を出す汗腺で、全身のほとんどの部位にあります。アポクリン腺は、脂質やタンパク質などを含んだ白く濁った汗を分泌します。脇の下と陰部に多くあり、もともとは異性を引き寄せるフェロモンの役割を果たしていたともいわれています。

汗が肌表面の常在細菌で分解されると、腋臭《わきが》、裾腋臭《すそわきが》といったにおいの原因になります。

汗のにおいを防ぐには、制汗剤などで汗そのものを抑える、汗が分解されないうちにふきとる、といった対策が有効です。

どうしても気になる場合は、手術で治療するという選択肢もあります。皮膚の裏側の汗腺をはさみで切りとる剪除法《せんじょほう》、超音波で汗腺を焼くレーザー治療などで、汗の分泌を根本から抑えます。

40代の女性でも加齢臭？

加齢臭というと中年以上の男性をイメージしますが、実はスローエイジング世代の女性にもあります。

女性の場合も年齢を重ねると、においが変化してきます。若い女性の体からは、桃の果実や花のような甘い香りのするラクトンという成分が出ていますが、35歳を過ぎた頃からラクトンの分泌が激減し、体臭が変化するのです。

また、40歳以降は体の抗酸化力が弱くなるため、細胞が酸化しやすくなってきます。さらに、年をとると増える脂肪酸から、加齢臭の主成分であるノネナールが発生するようになるのです。

最近の研究では、ミドル脂臭と呼ばれるにおいが新たに発見され、ジアセチルという主成分が、30代から40代の少し若い世代の後頭部から頸部《けいぶ》にかけて発生するとされています。

ノネナールもジアセチルも、その発生は食生活に影響されます。肉類やバターなどの脂質摂取を控えて、**抗酸化作用のあるビタミンC・Eが含まれる野菜を十分にとり、ポリフェノールが含まれる赤ワインなどを飲む**のもよいでしょう。

肌のお手入れとしては、余分な皮脂を洗い流して落とすことが有効です。可能であれば、外出先でこまめに皮脂や汗をふきとること、加齢臭に対応したデオドラント製品の使用をおすすめします。

睡眠サイクルを利用して目覚めスッキリ

睡眠時間と肥満の関係

ゆっくり熟睡することは心身の健康にとてもプラスになります。私はできるだけ平日は6時間半、休日は8時間前後の睡眠時間になるようにしています。

世の中にはショートスリーパーといって、短時間睡眠でも元気でいられる体質の方もいますが、多くの場合は寝不足だと心身ともに調子が出ないだけではなく、続けば健康によくない影響が出てきます。

例えば、**寝不足が続くと太ってしまうというデータもあります。**コロンビア大学が2005年に発表したデータでは、睡眠を7時間から8時間とる場合が一番肥満度は低く、5時間睡眠では肥満度が50%アップ、5時間未満の場合は73%となっています。

寝入りばなの深い眠りを妨げない

寝不足の中でも、まとまった睡眠がとれないときが一番つらいのです。病院の当直医をしていた頃、忙しい時期は夜間に30分から1時間おきくらいに患者さんが来て、その都度起きて診察するという経験をしました。当直室に戻ってウトウトしたところで起こされるという具合で、一晩で合算すると4時間から5時間は寝ているはずなのに、全然寝た気がしないのです。「2時間でいいから一度も起こされずに寝たい」とよく思っていました。

なぜ4時間から5時間は寝ているのに、細切れ睡眠だと寝た気がしないのでしょうか。それは人間の睡眠のリズムと関係があります。

レム睡眠、ノンレム睡眠という言葉を聞いたことがあると思いますが、人間の睡眠の深さは、波のように深くなったり浅くなったりを繰り返しています。**一番眠りが深いのが睡眠に入ってすぐ、寝入りばなの1時間から1時間半くらい。**つまり、そこを阻害されると、十分に深い眠りをとることができないのです。

ぐっすり眠るためには、寝た直後の一番深くなる眠りを阻害されないような工夫が必要になります。

睡眠時間は逆算して決める

私は、基本的には毎日同じような時間に寝起きするようにしています。だいたい12時前後に寝て、起床は6時から7時。冬はなかなかむずかしいですが……。

人間の眠りは一般的にレム睡眠とノンレム睡眠のセットを90分サイクルで繰り返しているるといわれています。睡眠時間が短くても、90分の倍数の4時間半や6時間の睡眠時間をとると、わりとスッキリと起きられるものです。

ただ、このリズムは人によって多少ずれます。ぴったり90分ではなく、80分や100分サイクルのこともあります。

今はスマートフォンのアプリで自分の睡眠サイクルを測れるものがあるので、そういったものを活用して自分の睡眠サイクルをつかんでおくと、寝つきもよくなり、自然にスッと起きやすくなります。

寝つきが悪くなるのはどうして？

高齢になるとよく眠れない、目覚めるのが早くなってしまうなどと聞きますが、スローエイジング世代の私たちも、10代、20代の頃に比べると、眠りの浅さや寝つきにくさを感じている方は多いのです。

メラトニンの減少

その原因は、メラトニンの減少です。

メラトニンというのは睡眠に関わるホルモンで、一般的には夕方以降になってから分泌が増え、朝は目覚めとともに減るという特徴があります。

若い頃はメラトニンが多く分泌されますが、年齢とともに出にくくなってしまうのです。

メラトニンを増やす

年齢のせいだから寝つきが悪いのは仕方がないことでしょうか？

いいえ、このメラトニンは、増やすことも可能です。そのためには、**トリプトファンを多く含む食品をとるのがおすすめ**です。トリプトファンを摂取するとセロトニン（幸福を感じる物質）が出て、そこからメラトニンが作られます。

トリプトファンが多く含まれているのは大豆製品、乳製品、肉、魚、バナナ、ナッツ類です。できるだけ朝食で取り入れるのが効果的だといわれています。就寝前であれば、ホットミルクを飲んでみてはいかがでしょうか（ただし、牛乳でお腹がゴロゴロする方にはおすすめしません）。

しっかり暗くして眠る

寝つきの悪さが気になる場合、寝室が明る過ぎてメラトニンが出にくいというケースもあるようです。

ぐっすり眠るには真っ暗な環境がいいのですが、今の時代、携帯の充電器など、何かしら電気製品がついているので、完全に暗闇にはなりません。できるだけ室内を暗くするように環境を整えてください。

私は、外からの明かりをシャットアウトする一級の遮光カーテンを使っています。暗い中で熟睡をして、朝目覚めたときに、まずカーテンをパッと全開にして太陽光を浴びることでスッキリ目が覚めます。

第2章のまとめ

- □ダイエットを決意したら、食事日記をつけてみよう
- □人体のしくみから部分やせはまず不可能。悩んでいるなら美容外科に相談を
- □現代人は1食抜いて取り過ぎたカロリーを調整するくらいでちょうどいい
- □栄養バランスやカロリーの収支は数日スパンで考える
- □時間帯を選べば、スイーツを食べても太りにくい
- □体のために積極的にとりたいオイルと、避けたいオイルを知っておこう
- □飲み過ぎはNG。節度を持って楽しむならダイエット中でも飲酒OK
- □酵素を意識して食べればスローエイジングに
- □運動を続けたいならルーティンに組み込んで習慣化する
- □ダイエットには、筋トレ↓有酸素運動の順で体を動かすのが効果的
- □毎日の入浴で汗のにおいも加齢臭もしっかり落とす
- □トリプトファンと暗闇でメラトニンを増やしてしっかり熟睡

第3章

stress
relationships
self affirmation
... and more

「自分軸」でブレない生き方を〝メンタルコントロール

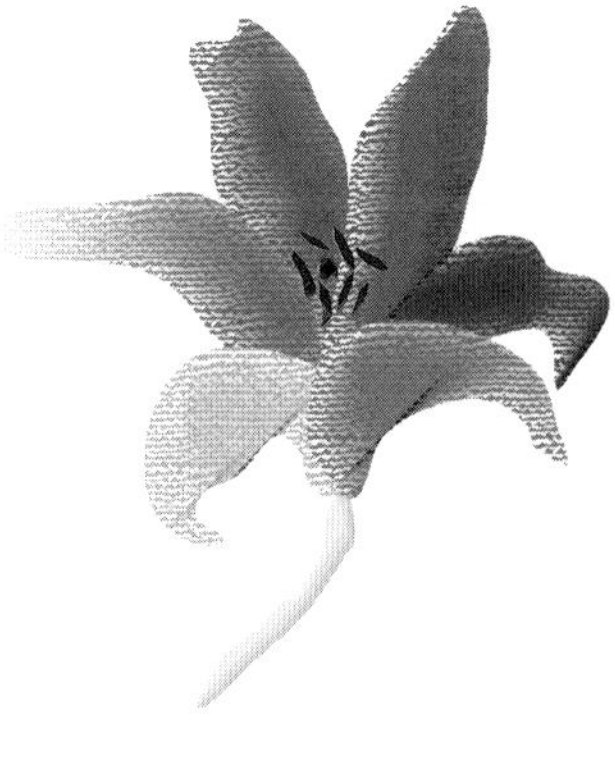

揺るぎない「自分軸」で生きる

心と体と見た目

私たちの心と体の健康、見た目は切っても切れない関係にあります。メイクやファッションである程度は見た目を変えられますが、真に見た目をよくしたいと思ったら、心身を健康に保ち気持ちを充実させることが大事です。

健康であれば気力も湧きやすいですし、心が健康なら体を大切にしようと思えます。その状態は見た目にも反映されます。**心と体が健康であれば、その人なりの美しさが自然に表れてくる**といってもいいでしょう。

肌も含めた体の健康については第1章、第2章で触れてきました。この章では、スローエイジング世代の私たちが心の健康を保つ秘訣について考えてみましょう。

自分軸と他人軸

心の健康を保つ秘訣、それは「自分軸」で生きることだと私は考えています。

自分軸といわれてもよくわからないという方のために、対義語である「他人軸」という言葉と比較して考えてみましょう。

他人軸とは「他人にどう思われるか」が軸、つまり基準になっている生き方です。他人軸でいると、他人のことがとても気になります。〇〇さんと比べて私は……と落ち込んだり、いい人と思われたくて無理してしまったり、周りの目が気になって自分の本当にしたいことができなかったり……。周囲の価値観に合わせているので、自分の本当の気持ちがわからず、苦しい生き方になってしまいます。

一方の自分軸は、他人ではなく「自分がどうありたいか」が基準となります。他人にどう思われるかよりも、自分がどう思うか　どう感じるかをベースにした生き方です。「自分が基準なんて自己中心的でわがままじゃない？」と思われる方もいるでしょう。でも、自分軸とわがままとは違います。

わがままは何がなんでも自分の要望を押しつけて通そうとすること。根底に他人に対する不満や甘えがあります。

自分軸はそうではありません。**自分は自分、他人は他人であって、そもそもの生き方や考え方が違うということを受け入れた生き方**です。

自分軸で生きることで、必要以上に他人の顔色をうかがうことがなくなり、ストレスを大幅に減らすことができます。

でも、日本社会で女性として生きていると、自分軸を強く出した場合、いらぬ摩擦を生みかねません。ですから、いつ、どんなときでも自分軸を貫かなければならない、というわけではありません。

内面に自分軸をしっかり持ちつつ、時には他人軸に合わせながら、**臨機応変かつしなやかに、自分自身も周囲の人も同じように大切に扱う**のが、スローエイジング世代の知恵ではないかなと思うのです。

修羅場の数だけ強くなる

経験が人を強くする

スローエイジング世代の女性で「これまでの人生で修羅場といえる経験がまったくなかった」という方はいないのではないかと思います。仕事や恋愛、家族関係など、人生経験の中で大なり小なり、誰もがなんらかの修羅場をくぐり抜けてきたことでしょう。

私自身も修羅場で鍛えられました。今ではメンタルは強いほうだと思っていますが、それは仕事をする中で経験した数々の場面で鍛えられたからです。

一番キツかった出来事は、医師になって1年目、病院で当直していた際に、患者さんが急変した責任を負わされ訴えられそうになったことです。ほかにも、自分の担当ではない患者さんの容態を説明するよう夜間にご親族から詰め寄られたり、いつもどおりに外来患者さんに接していたつもりが「意見箱に投書するぞ！」と脅されたり……。本当にいろいろな修羅場がありました。

もちろん私だって修羅場は嫌です。できれば避けたい……。でも、向こうから来たものすべてから逃げることは不可能です。

時には向き合い、時には受け流し、**修羅場を乗り越えた経験が人を強くするのです。**何度も経験すると「あのときに比べたら、このくらいのダメージは大丈夫」みたいな気持ちになれます。

仕事が性格をつくる

先日のこと、私の勤める医院の院長がケーキを買ってきてみんなに「好きなのを選んでいいよ」といいました。こういうときにも各自の性格が出ます。スタッフは「どれにしようかな〜」と楽しそうに迷っています。

私はすぐに「これにする」と決めてしまい、「先生、決断力がすごい」と驚かれました。ケーキくらいで迷わなくても……とパッと決めてしまう私の性格は、仕事で築かれたものかもしれません。

　美容外科の手術は、脳や心臓のように命に関わるものは少ないのですが、顔の印象は何かが数㎜違うだけでだいぶ変わります。慎重にメスを運ぶ必要がありますが、モタモタしているとうまく切れません。ある程度、思い切ってスパッと切らないといけないのです。

　とはいえ、深過ぎると余計な場所を切ってしまう可能性があります。出血量を増やさないように慎重にメスを入れますが、人間ですから小さなミスがないとは限りません。そんなとき、そこでパニックになるのか冷静になれるのかによって、結果が大きく変わってきます。

　できるだけ平常心を保つことや、的確に素早く判断しなければいけないというプレッシャーが、私の性格形成に関わっているような気がします。

ひとつの解釈にこだわらない

違う角度からの見え方を想像する

ものの見え方は、見る角度や見る人によってさまざまに変化します。

例えば、コーヒーのマグカップは真上から見れば丸、横から見ると四角、違う角度からだと取手があって複雑な形になります。ものの見え方はひとつではありません。さまざまな人がいて、それぞれ違うとらえ方、解釈の仕方があります。

誰もが「自分の考えは正しい」と思いがちです。しかも年齢を重ねるほどに、自分の見方、考え方に固執する傾向が強くなります。私が普段接している患者さんでも、高齢になるほど他人の意見を聞かない方が増えるように感じます（あくまで私の感じる傾向であって個人差はあります）。

ひとつの事象に対して、ひとつの角度からしか見えていない状態では、ものごとの全体像がつかめず、薄っぺらな考え方になってしまいます。

身近なあの人やこの人も、そして自分自身も、誰もがそれぞれの見方で世の中を見ている「いろいろな人」のひとりです。

自分自身も自分だけの色眼鏡で世の中を見ているんだ、という事実を踏まえていれば、ほかの誰かの感じ方や考え方を少し想像することができるのではないでしょうか。**ものの見方はひとつではなく、複数、最低でもふたつぐらいはあると考えることで**気持ちにも余裕が出てきます。

世間の常識に惑わされない

「母親というのはこうあるべきだ」「女性ならこのくらいできて当然」といったように「こうありたい」「こうあるべきだ」というイメージを信じて疑わず、それに沿った生き方をしている方がときどきいます。

それが自分のなりたい姿だったらまだいいのですが、「世間ではこういわれているから」「それが常識だから」という他人の基準に従っている（=他人軸）と、自分自身の価値観や判断が入り込む余地がなくなってしまいます。

世間がそういうから、家族にそういわれたから、なんとなく昔からそう思っていたから……など、周囲の雰囲気にまったく流されないでいることは不可能ですが、時折、今の自分自身はどう思っているのか、どんなふうに生きていきたいのか、意識して自分軸に立ち戻ってみるのがいいのではないでしょうか。

ストレスは小さいうちに発散

ストレスとは？

職場や家庭でまったくストレスがない、という方は少数派でしょう。多くの方が日々ストレスを抱えて生きています。

ストレスは、外部からの刺激に対して生まれる緊張状態です。人間関係や職場などの社会的要因、不安や悩みなどといった心理的要因、体調不良や病気などの身体的要因もストレスを引き起こします。トラブルや悪いことばかりではなく、昇進、結婚、子どもの誕生など、うれしいこともストレスの原因になります。

ストレスのせいで、眠れない、食欲減退、気持ちが不安定になってしまうという経験は誰にでもあるでしょう。一時的なものは問題ないのですが、長く続くと心や体に大きな負担になります。

うれしいこともストレスになる一方、ストレスになっている事柄を乗り越えることで達成感を得られることもあります。

まったくストレスのない人生は、きっと退屈でしょう。**適度なストレスがかかったほうが、充実した毎日を送れる**のだと思います。

また、ストレスの感じ方は人によって変わります。

例えば、大きな仕事を任されたとき「期待されている、自分ならやれる!」と思う方と、「うまくできなかったらどうしよう、不安だ……」と悩んでしまう方がいるように、同じような状況でも反応は人それぞれ違います。当然、前者のほうがストレスには強く立ち向かえるタイプです。このように考え方の違いで、ストレス耐性は変わってきます。**意識して物事のプラスの面を見て、前向きな考え方をすることも大切**です。

ただ、行き過ぎたポジティブ思考は逆にストレスを溜め込んでしまうような気がします。ひとつの見え方、解釈だけではなく、さまざまな角度から客観的にとらえることでストレスに対して強くなれるかもしれません。

なるべく小出しに発散する

ストレスの溜まる仕事はたくさんあると思いますが、医師もストレスは溜まります。あまりにストレスを溜め過ぎてドカンと爆発してしまわないように、**私は好きなことをして、ストレスを小出しに発散することを心がけています。**

具体的には、おいしい食べ物、買い物、体を動かすことの3つで、この中のどれか(または全部)を定期的に楽しんでいます。休みの日に公園を走って、ついでに周囲の草花や野鳥を眺めたり、風景を写真に収めたり……。ちょっと遠出して「あそこのパン屋さんに行ってみよう」というだけでも、楽しい気分になれます。

Let's take a break.

気持ちは自分で立て直す

運のよくないことは、なぜか続きます。遅れそうで電車に飛び乗ったら逆方向、仕事ではミス、料理を失敗……。そんなとき、私は「今日はそういう日なんだ」といい意味で諦めて、さっさとお風呂に入って寝ることにしています。ついていない日もあります。いい日があれば、悪い日もあります。ついていない日があるからこそ、いいことがあった日はより幸せだと感じられるのです。

ただ、ついていない日でも、イマイチな気分を引きずったまま布団に入るのはおすすめしません。気持ちを切り替える自分なりのリセット方法を見つけましょう。私の場合は、入浴することで気持ちをリセットします。「今日もゆっくり湯船につかれるのだから、なんて幸せ……」という気持ちになれるのです。

電車に乗り遅れるのはアンラッキーですが、急いで事故に遭うよりラッキーですし、仕事でミスをしても別にすぐクビや減給になるわけではなく、料理を失敗しても誰に怒られるわけでもない……。そう考えると、ついていない日もそれほど悪くなかったと思えてきませんか。

〝なんとなく不安〟とどう付き合う？

多くの女性が抱える不安

現代の生活では、不安のタネは尽きません。スローエイジング世代の女性は特に、不安を感じやすい状況にあるのではないでしょうか。

年齢を重ねて変化していく自分自身の体調や、親の介護、子どもの教育、老後の生活、毎日の仕事や家事など、頭を悩ますことが本当に多くて、気がつくと「なんだか不安な気持ちになっていた」なんてことがあるかもしれません。

こんな時代ですから、誰もが不安を感じることがあって当然ですし、逆に不安がまったくない方がいたら不思議です。そうはいっても、あまり不安にとらわれるのも考えものですが……。

不安とは心配や緊張、恐怖が続いている状態です。不安な状態がずっと続いていると、不安障害やうつ病といった心の病を引き起こしかねません。
そんな不安感と、どう向き合ったらいいのでしょうか。

書き出して正体をつかむ

私自身も、まったく不安のない人生を送っているわけではありません。雇われの身ですから、勤務先の経営状況に左右されますし、1年後も同じ職場で働ける保証はありません。もし病気になって働けなくなったら……と不安に思うこともあります。でも、人が不安を感じるときというのは、不安な思いを繰り返し考え過ぎて、どんどん膨らませているケースが少なくありません。

何に対して不安を感じているのかを明らかにするのが不安克服の第一歩です。紙とペンを持って不安に思うことを書き出してみましょう。

将来の年金が減ること、家族の今後、大地震が起こること……。不安に思っていることを箇条書きにしてみると、頭の中で漠然と思っていた状態よりも、客観的に見ることができます。冷静になって敵の正体がわかれば、対応策を考えることも可能です。

地震が不安であれば「非常持ち出し袋を用意して、それから地震保険に入っておこう」、感染症が怖いなら「できるだけ外出を避けて、まめに手洗いやうがいをしよう」、お金の不安だったら「投資の勉強を始めよう」、仕事が不安だったら「資格をとってステップアップをしよう」……というふうに、前向きに対策を思いつくことができれば、不安は解消されていくはずです。

しかし、書き出した不安の正体が明らかになっても、自分自身ではどうにもできないことも時にはあります。例えば、「外国から爆弾を落とされるのが怖い」「いつか親が死んでひとりになることに不安を感じる」など……。

そういうときは「悩んでいてもしょうがない」と諦めるのが賢いのではないでしょうか。

冷たいようですが、どうしようもないことを悩んでも仕方がないですし、人生はなるようにしかなりません。**将来の不安にとらわれて今を幸せに生きられないほど、**

もったいないことはないのです。

人間関係の悩みが消える考え方

理由は相手の側にある

会社で悪口をいわれた、自分だけランチに誘われなかった、ママ友に仲間はずれにされている……。さまざまな理由で人間関係に悩んでしまうこともあります。

私も、ある人からずっと無視されていたことがあります。こちらが話しかけてもあいさつしても相手は無視。でも、私には理由がまったく思い当たりませんでした。

こんなとき、相手の行動の理由をあれこれ探したり、思い悩んだりしたところで解決にはなりません。なぜなら、相手の行動の理由は、自分の側にはなく、相手の側にあるからです。こちら側からは推測の域を出ません。しばらくは悩みましたが、

1
2
3
4

あるとき、どんなに考えてもわからないことでモヤモヤするのがバカバカしくなりました。

「無視したければ、どうぞ。勤務時間内はしっかり働いて、仕事が終わったら、すぐさま帰らせていただきます」と割り切り、それ以来、考えるのをやめました。

その人との関係性がよくなくても、ほかのスタッフと仲良くすることはできます。自分から仕掛けてケンカする必要はありませんが、「みんなと仲良く」でなくてもいいのです。

日々いろいろな人と関わりがある中で、全員と馬が合うなんてことはあり得ないのです。自分と性格が合う人もいれば、合わない人がいるのも当然。歩み寄っても距離が縮まらないのなら、**違う価値観の人に無理に合わせてストレスを抱えるより、自分の価値観を大事にするほうが前向きな考え方**です。

ほかの世界を持つ

こういう話をすると、「私にはそんな勇気はない」という方もいます。

どうして狭い人間関係で嫌われ、居場所がなくなることをそんなにも恐れるのでしょうか。それはもしかしたら、自分で自分を追い込んで、今の人間関係が自分の中で必要以上に大きな存在になっているからかもしれません。

そんな小さな人間関係に固執せず、ほかのコミュニティーで仲間をつくることを考えてみましょう。

例えば、新しい趣味に挑戦するのはどうですか？　ヨガや料理、その他ありとあらゆる習い事がありますから、興味をひかれたものに通って、そこで友達ができることもあるでしょう。あわよくば恋人でもできれば、もう今までの小さな人間関係にとらわれることはありません。

人間関係は、あなたが変えようと思えば変えられます。職場なら異動や転職で、ママ友コミュニティーも引っ越しや子どもの成長をきっかけに変わります。親戚や友人との付き合い方も、距離の取り方を変えるタイミングはあるでしょう。

つらかったりうまくいかないと感じたら「変えてみよう」と意識することが第一歩。自分自身が主体になれば、変えるチャンスや方法は見つかるはずです。

大人だからこその恋愛

いくつになっても恋をしていい

あなたは今、恋愛をしていますか？「いくつになっても恋していたい」という方もいれば、「この年で今さら……」と諦めている方もいるかもしれません。

誰かを好きだと思う気持ちは、毎日の生活にハリをもたらしてくれます。感受性が豊かになることで表情もイキイキしてきますし、何よりも本人が楽しいものです。何歳になっても、臆することなく恋愛をしてもいいのです。

でも、誰もがすぐにその対象を見つけられるとは限りません。大切なのは好きだなと思える気持ちです。対象を身近な人間やパートナーと限定せずに、ときめくものを探してみましょう。

もちろん、無理に何かに恋をしなければいけない義務も義理もありません。何ものにも恋をしていない、精神的にフラットで、いい意味で自分中心な時期があるのも自然なことです。心が動いたら好きになってもいいし、動かなければ、そのままでいいのです。

恋愛も自分軸で

いざ恋愛となると、どう振る舞っていいのやら……。でも、そろそろ、いわゆる「大人の恋愛」ができる年頃だと思いませんか。

相手に頼り過ぎず、甘え過ぎず、いい距離感でのお付き合い。そういった関係をつくり上げて維持するためにも、自分軸を判断基準にすることが大切です。

受け身で、何もかもパートナー任せだったり、嫉妬深く相手の行動を束縛したりといったドロ沼のような精神的に幼い恋愛をしてしまうのは、自分の評価基準を恋愛相手にゆだねているからでしょう。

自分はどうしたいのか、何を望んでいるのか、折に触れて自分自身との対話を続けることが、カッコイイ大人の恋愛をする秘訣ではないでしょうか。

ひとりを楽しむ

ひとり時間の大切さ

おひとりさま、という言葉を初めて聞いてから、もうずいぶん経ちますが、日本人は横並び意識が強くて、ひとりでいることに対していまだにマイナスイメージを持っている場合が少なくないように感じます。

「みんなと一緒」ならたしかに安心です。でも、一人ひとりは違いますから、どんなに好きな人、仲がいい相手でも、考え方や感じ方が異なります。

みんなに合わせることをやめて、自分自身に向き合う時間があってもいいのではないでしょうか。そんな時間が自分軸を確立させて、人間的魅力や豊かな人生につながるのです。

ひとり時間の楽しみ方

ひとりという意味をあらわす英語に、「ロンリー（lonely）」と「アローン（alone）」という言葉があります。ロンリーには孤独で寂しいというニュアンスが含まれていますが、アローンにはそういうニュアンスは含まれず、単にひとりでいる状況を指す言葉です。

検索サイトで「enjoy loneliness」と「enjoy alone」を検索すると、「enjoy alone」が圧倒的に多くヒットすることからも、英語圏では「ひとりを楽しむ」ことがいかに前向きにとらえられているかがうかがえます。

ひとりで過ごす時間をただロンリーな状態にするか、前向きなアローンの状態にするかは自分次第です。ひとりの時間をどんなふうに充実させるか、決まったルールはありません。やってみたいこと、ひとりでできること、ひとりでないとできないことを探してみましょう。

といっても、特別なことをする必要はありません。私は、自宅では料理、筋トレ、ネットサーフィン、読書、勉強といったひとりで楽しめることを満喫しています。

孤独力を身につけて

最近では、「孤独力」という言葉もあるほど、孤独を楽しむことが普通になってきました。自分で決めて自分で解決する。他人の目を過剰に意識しない。**自分の人生を生きることが一番大切と思える強さは、内省し自分と向き合う中でしか身につかない**ものです。

休日には、美術館をゆっくり巡ったり、知らない街を探検してみたり、カフェやパン屋さんに行ってみたり……。ひとりで楽しめることは案外多いと思いませんか。

Let's take a break.

必要なお金は自分で準備しよう

フリーランスの方は仕事がないと収入が途絶えるため、常に不安定ですが、大企業勤めだから安心……という時代ではなくなりましたね。さらに、新型コロナウイルスの世界的流行で経済が委縮し、出勤日数が減らされて給与またはボーナスカット、解雇、業種によっては倒産する企業まで出てきました。在宅勤務が珍しくなくなり、勤務形態も大きく変化しています。既婚で安泰なように見えても、夫がいつリストラされるかわからない、あるいはいつ離婚するかわからない……。

これからの時代は、年金暮らしや専業主婦の方でも、自分自身の収入の手段を持つことが不可欠です。自分自身の収入というと、働くことを連想するかと思いますが、投資という方法もあります。私も、自分が働けなくなって収入が途絶えた場合に備えて、また将来的な年金の不安や親の介護の問題などを考えて投資をしています。ただし、知識がないと収入を得るどころか損をしてしまいかねません。

いきなり儲《もう》け話に飛びつくのではなく、お金の勉強をしておくといいですね。書籍やオンラインのセミナー、講習会などのさまざまな方法があります。

自己肯定感は自分でつくれる

自分軸の土台となるもの

そのままの自分を受け入れ、尊重する感情を自己肯定感といいます。

自己肯定感が高ければ、自分自身を大切なものとして尊重しながら、周囲の人にも同じように接することができます。これが低いと自分の人生に価値を感じられず、周囲の人とうまくいかなかったり、無気力になったり、生きづらさを抱えてしまいがちです。

自分自身を肯定できなければ、自分軸をつくることはむずかしいのです。そういう意味で、自己肯定感は自分軸の土台ともいえるかもしれません。

自己肯定感は持っていたほうがいいのですが、自己肯定感を高めたいと思うのは

「自分探し」に近い感覚なのかもしれません。「自分の存在を肯定できる何か」を求めて、あちらこちらを探し回っているような状態です。それを否定はしませんが、自己肯定感が持てないときは、探し回るよりちょっとだけ足元を見てもいいのではないでしょうか。その「自分を肯定できる何か」は、もうすでに手に入れている可能性があるからです。

経験が自分を肯定する

日本人は他国の人と比べて、自己肯定感が低いといわれています。謙虚な態度が美徳とされている、社会的背景も関係しているかもしれません。

私も子どもの頃は、決して自己肯定感が高いほうではなかったと思っています。いじめられたこともありますし、隙あらば隅っこに隠れるような引っ込み思案の性格でした。でも、高校、大学と人間関係が変わるにつれて、世界が広がりました。そして、医師としてさまざまな場面をくぐり抜けるうちに経験が積み重なり、いつのまにか「自分は自分」と考えられるようになりました。

職業柄、鍛えられて打たれ強くなった、というのもあるでしょう。でも、それだけではなく、それまでできなかったことが自力でなんとかできるようになった、という経験を繰り返したことも大きかったのです。

例えば、ひとり暮らしを始めた頃の私は、料理ができませんでした。生肉を触ったことすらない状態でしたので、親や周りの方に聞き、自分で調べて、試行錯誤しながら料理を始め、やがてひとりでレシピどおりに作れるようになりました。今では、自分流にアレンジすることもできるようになっています。

私の料理のように、後天的に自分の努力で獲得したものも、自分自身の一部です。スローエイジング世代ならば、仕事でも家事でも、「最初はできなかったけれど、だんだんできるようになったこと」のひとつやふたつ、誰でもあるでしょう。「そんなことでいいの？」と思うかもしれませんが、**大きくなくてもいいのです。自分の小さな成長に目を向けてみてください。**

「以前はできなかったことが、今は自分の力でできるようになった」という体験が、自己肯定感を向上させるのではないかと私は考えています。

若さに固執しない生き方

若さだけが魅力ではない

海外では成熟した大人の女性のほうが魅力的だとされていますが、日本では「若々しい」「フレッシュ」「（実年齢より）若く見える」といった表現がほめ言葉としてよく使われています。日本では若さの価値を過大評価する傾向にあるようです。

もちろん若さは素晴らしいものです。でも、若さは残念ながら時間とともに失われていきます。そのかわりに、経験を重ねた大人の魅力が加わってくるのです。

それなのに、最近の女性を見ていると、「いつまでも若くありたい」と美容に励んだり、逆に「もう若くないから」と自ら諦めてしまったり、さらには「年をとったときが怖い」と悲観したり……。「若さ」にこだわる方が少なくありません。

若さに固執するのは他人軸だから

若さだけが魅力ではないと知りながら、多くの女性が若さに固執してしまうのはなぜでしょう。

私は、他人軸にとらわれているからではないかと考えています。無意識に周りの空気を読んで「みんな、きっと若いほうが好きに決まっている」と決めつけて、過剰なアンチエイジングや若作り、その真逆の諦めモードに走ってしまっている……という面があるように感じられます。

とはいえ、他人からどう見られているかをまったく気にしないほうがよい、ということではありません。他人にどう見られているかよりも、自分がどう感じているかを大切にしてみませんか、という提案です。

自分軸に立ち返ったとき、年齢を重ね、人生経験を積んできた「自分自身」の魅力を解放できるのではないでしょうか。

若さは魅力のひとつですが、「若さを失うと魅力がなくなる」なんてことはあり

ません。若くてもあまり魅力の感じられない方、年齢を重ねるごとに魅力も増していくチャーミングな方、どちらもいるでしょう。せっかく年齢を重ねて、経験も積んできたのですから、自分自身の中にある「若さ以外の魅力」に目を向けないのは、もったいないことだと思いませんか。

臨機応変な対応

では、若さに頼らない大人の女性の魅力ってなんでしょう。さまざまな意見があるとは思いますが、私は、「臨機応変な対応」ではないかと考えています。

とかく若い頃は、視野が狭く自分のやり方や考え方しか受け入れられずに、コミュニケーションが一方的になったり人とぶつかったり……。でも、いろいろな人と付き合い、さまざまな経験を積んでいくと、Aさんにはこんな対応、Bさんにはこうしようといったように臨機応変に対応できるようになります。

どんな状況に対しても柔軟に機転がきく対応は、若い方にとってはむずかしく、大人ならではの魅力だと感じます。

1 2 3 4

体・心・見た目のバランスを大切に！

マイナスをゼロに、ゼロをプラスに

美容や健康に役立つものを積極的に取り入れるのは、いいことです。でも、もともとの悪い習慣を維持しつつ、新しい何かをプラスして「あまり効果がない」と嘆いている場合もあるようです。

例えば、夜遅くまで起きて、間食やお酒を飲むような生活をしながら、ちょっと野菜を意識的に食べたり高級な美容クリームを使ったりしても、恐らく思うような効果は得られません。野菜や高級なクリームをプラスする前に、夜ふかし、間食、アルコールといったマイナスを減らすほうが、健康にも美容にも効果があります。

例えるなら、底に穴の開いた容器にいくら水を入れても、満タンにはならないのです。穴をふさぐほうが先だとわかります。

悪い習慣を続けているのであれば、まずそれをやめること。マイナスをゼロにするだけでも違う、ということを肝に銘じておきましょう。

大切なのは3要素の調和

◎体の健康
◎心の健康
◎見た目の美しさ

この3つの要素をそれぞれ別のものと考える方が多いのですが、実はほぼ一致しています。そのため、どれかひとつでもダウンしてしまうと、それ以外の分野も引きずられてしまいます。

実年齢より若く見える方は大抵、健康です。なおかつ、メンタル的にも安定しているように見えます。反対に、いくら若くてもメンタルを病んでいたり、健康を損なっていたりすると、実年齢より老け込んで見えてしまいます。

高齢者施設でお年寄りにメイクをすると気持ちにハリが出て、イキイキとした表情になったり、女性が恋をするとキレイになったりするというのも、その好例といえるでしょう。**体、心、見た目のそれぞれがバランスよく調和した状態**を目指したいものです。

ファッションも自分軸で選ぼう

ファストファッションでトレンド感を出す

女性としてはいつでもおしゃれでありたいものですが、流行のファッションは若者向けで、追いかけるのはちょっと躊躇《ちゅうちょ》してしまいます。

年齢と関係なく最先端のファッションに身を包んでいる方も見かけます。本当におしゃれで似合っていればいいのですが、一般的にはなかなかむずかしいのではないでしょうか。かといって、黒やグレーなどの地味な色や、流行遅れの柄ばかりでは、実際より老けて見えてしまいます。

ある程度トレンドを取り入れつつ流行を追い過ぎない、ほどほどにセンスのよい服が着たいと思い、私はファストファッションをときどき取り入れるようにしています。

流行は毎シーズン、それこそ私たちが気づかないうちに移り変わってしまいます。高い服を大切に長く着るのも素敵ですが、服のラインや丈感などが微妙に古さを感じさせてしまうこともあります。その点、ファストファッションならば価格もほどほどなので、手軽に新しいトレンドを取り入れることが可能です。色や素材を工夫すれば、安っぽく見えることもありません。

自分の色を持とう

私は紺色や水色などブルー系の色が好きで、クローゼットの半分以上を寒色の服が占めています。一方、赤やピンクなどの暖色系の服はあまり持っていません。

毎日着る服のコーディネートは自分の色、テーマカラーを1色か2色決めると、組み合わせに悩むことが減りますし、ムダな買い物を防ぐことができますよ。

でも、うっかりすると全身同系色になってしまうなんてことも……。私も、上下とも紺色で合わせて、制服のようになってしまったことがあります。

そういうときは、アクセントになるような色や柄の小物を取り入れるようにしています。例えば、ヒョウ柄のスカーフや、明るい色の靴、アクセサリーなどを、いつもの自分カラーの服に取り入れるだけでパッと雰囲気が変わります。**服でトレンドを取り入れるのは勇気が必要ですが、小物ならば挑戦しやすい**でしょう。

デザインよりサイズ感を重視

洋服を選ぶとき、何より大切なのがサイズ感です。デザインがどんなに素敵でも、サイズが合わなければ形が崩れて、不格好に見えてしまいます。

できる限り試着してから購入したいものですが、時間の制約などもあり、いつでもできるわけではありません。

そこで、購入するブランドを決めておくのがおすすめです。同じ9号でも、ブランドによって細身だったりゆったりしていたりと結構幅があります。「このブランドは身幅が狭くて袖が長め」など、**自分に合ったサイズ感のブランドを見つけてお**

くと、試着の手間を省いて自分に合ったサイズの洋服を購入できます。これなら、店頭はもちろん、ネットで購入するときも安心です。

便利なスポーツウェア

普段着や部屋着、旅行のときなどに便利なのがスポーツウェアです。

スポーツウェアと聞くと、一昔前のジャージやスウェットを想像するかもしれませんが、今のスポーツウェアは進化しています。軽くて伸縮性があるので着ていて楽なだけではなく、洗濯してもすぐ乾きますし、デザインもおしゃれになっていいます。実際、街着としても違和感なく着られるものが増えました。また、更年期で汗の量が多い方にもおすすめです。

ファッションに対しても、自分軸で選ぶことができると自分に自信が持てるのではないでしょうか。他人の目を気にし過ぎず、自分が好きな色や好きなスタイルにちょっとだけトレンドを加味して心地よい装いを楽しみましょう。

新しい情報を自分から吸収して

錆《さ》びつく前に積極的にインプット

仕事も生活もほどほどに安定していて、あまり変化がない毎日を送っている方も多いのではないでしょうか。平穏こそが幸せと思いますが、今の状態に満足していると、新しい情報を取り入れるのがおっくうになってしまいます。

学生の頃なら授業や課題があり、半ば強制的に新しい情報に触れることができましたが、大人は自分から新しい情報を求めていかなければ、錆びついていくばかりです。**自ら積極的にインプット**をしていきましょう。

自分から動いてみる

個人的な話になりますが、私はここ7年ほど、スマートフォンでポッドキャストを聞いています。今は通勤時間に本を読むか、ポッドキャストで英語か中国語を学ぶのが習慣です。スキマ時間にもちょこちょこ聞くようにしています。

カルチャーセンターなどでの習い事も立派なインプットです。やりたいことが見つからなくて、動き出すきっかけが欲しいという場合、まずは習い事の1日体験などに参加して、自分に合ったものを探してみるのもいいでしょう。

「欲しい本リスト」を活用

インプットに欠かせないのが読書です。私は暇さえあれば、ジャンルを問わず本を読みます。公立の図書館も利用しますが、ネットで購入するほうが手っ取り早いことも多々あります。読みたい本があっても、人はその場でアクションを起こさないと忘れてしまうものです。私は読みたいと思ったそのときに、ショッピングサイトの「ほしい物リスト」にブックマークして、そのリストにある本を買ったり借りたりして、読んだ後は順に消していく、という方法で管理しています。こうすれば、読みたい本がどんなに増えても忘れることはありません。

第3章のまとめ

- □自分軸にフォーカスして心すこやかな毎日を
- □無理に変わろうとしなくていい、これまでの人生があなたをつくっている
- □ものの見え方、解釈はたくさんある。いくつ思いつけるかが人間力
- □ストレスはあって当たり前、自分なりの解消法を見つけて実践しよう
- □不安はその正体を明らかにして、具体的な対策をひとつずつ実行する
- □相手を変えることはできないけれど、自分の居場所は自分で変えることができる
- □恋愛は人生を彩るスパイス。自分軸をしっかり持った女性の恋愛はカッコイイ
- □ひとりの時間が自分軸をつくる。自分軸があればひとりの時間も楽しめる
- □これまでの人生を振り返れば、自分を肯定できる何かがきっと見つかる
- □自分自身の中にある「若さ」以外の可能性に目を向けよう
- □バランスを意識して、健康で美しいスローエイジングライフを！
- □意識してインプットすることで、頭と心の錆びつきを防止

第4章 もっと自分らしく健康的な毎日のための"ヘルスケア"

change of life
supplement
cosmetic surgery
... and more

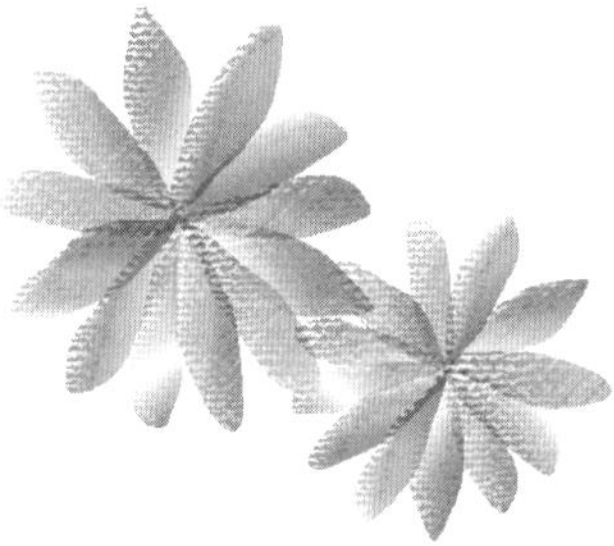

スローエイジングと免疫力

健康を維持する免疫力

人間の体は生きている限り、常にさまざまな敵と戦っています。ウイルスや細菌などの外敵から体を防御する戦いだけではなく、健康な場合でも体の内部で日々作られている、がん細胞との戦いがあるのです。

体の外側と内側の敵から体を守り、健康を維持するシステムを免疫機能といいます。免疫機能にはいろいろな細胞が関わっていますが、それらの力が弱くなると、風邪や口内炎、下痢、肌荒れ、疲れやすさなど、さまざまな病気やトラブルに見舞われ、局所にとどまらず体全体がダメージを受けてしまいます。

免疫機能が正常ならば、イキイキと元気でいられます。しかし、**免疫力は老化に**

伴って低下してしまうことがわかっています。免疫に関わる細胞の活性は20代をピークに、それ以降は衰えてしまうからです。

免疫力の低下を少しでも先送りしていくことが、スローエイジングのひとつの目標といえるでしょう。

免疫力を下げないために

免疫力の働きは、自律神経によってコントロールされています。身体的な疲れや精神的なプレッシャーといったストレスが重なると、自律神経が乱れて、免疫力が低下してしまいます。

免疫力を低下させないためには、自律神経の働きを整えることが必要です。

特別に何かをするのではなく、毎日の過ごし方に気を配りましょう。睡眠不足を避け、適度な運動、栄養バランスのとれた食事、ストレスを溜めない、といった**基本的な生活習慣を心がけることが大切**です。

更年期だって備えあれば憂いなし

更年期は一般に45歳から55歳くらい

誰にでも、いつかは訪れる更年期。平均的な閉経時期は50歳くらいのため、その前後5年間の45歳から55歳くらいまでが、女性の更年期といわれます。しかし、中には30代後半ですでに生理が止まってしまう方、60代近くなっても生理がある方がいるなど、その時期は人によって異なります。

女性の更年期の症状として、動悸や息切れ、のぼせ、ほてり、発汗異常などが知られています。ほかにも、頭痛や腰痛、肩こり、手足のしびれ、イライラ感、めまい、耳鳴り、不安感、不眠、食欲不振などの症状が見られることもあります。

どんな症状が現れるのか、またその頻度やつらさにも個人差が伴います。ちょっとした不調としか感じないケースから、日常生活がままならず寝込んでしまうケースまでさまざまです。
これらの症状がひどくて**日常生活に支障をきたす場合を、更年期障害**と呼びます。

ホルモン補充療法

更年期によって心身にさまざまな影響が現れる原因のひとつは、自律神経の乱れにあります。加齢によって卵巣の機能が低下しますが、これが女性ホルモン（エストロゲン）の減少につながり、そのために脳で女性ホルモンのコントロールがうまくいかなくなって自律神経が乱れてしまうのです。

更年期障害のある方は産婦人科でホルモン補充療法（ＨＲＴ）を受けることで、かなり楽になることが知られています。ただ、この治療は10年後ないし20年後に副作用が出ないとまでは実証できていません。そのため、賛成派と否定派の間で議論されている過程で、まだ一定の見解には至っていない状態です。
ホルモン補充療法を受けるかどうかの判断は、将来的に起こりうる副作用のリスクを受け入れられるかどうかにかかっているのです。長期的な副作用としては、血栓症、脳卒中、心筋梗塞。短期的には、不正出血、肝障害、コレステロール異常、高血圧、乳房のハリ、むくみ、下腹部のハリなどがあります。なお、副作用として乳がんも指摘されていましたが、現在は否定的な見解が有力です。

知識が心に余裕をつくる

私はまだ自分自身で更年期を体験していません。

実際にそのときにならないと、自分の更年期にどんな症状が出てくるのかはわかりません。できればあまり大きなトラブルなく乗り越えたいと思っていますが、どうやったら更年期障害を予防できるかは、残念ながら明らかになっていないのが現状です。

もしも、予備知識がない状態で、いきなりのぼせや動悸、発汗などの更年期の症状が出てきたとしたら、不安な気持ちになるでしょう。でも**「ホルモンバランスが乱れているだけ」**とわかっていれば、心身が不調を訴えても「これがそうなのね」と、受け入れることができるのではないかと考えています。

ちょっとした不調には温めケア

冷やさない工夫を

冷えは体調不良の元です。**普段から体をできるだけ冷やさないように**心がけましょう。

特に生理中は、冷えによって血の巡りが悪くなり、痛みがひどくなってしまいます。冬場は使い捨てカイロをおへその下や腰に当てておくと、だいぶ改善できます。

暑い季節に気をつけたいのがクーラーの冷風。送風が直接体に当たらないよう避けつつ、カーディガンを羽織るなどの対策をしている場合も多いと思いますが、それでも体が冷えるなら、いったん冷房の効いていない場所（例えばトイレなど）に行って、冷えをリセットしてから席に戻る、という方法が有効です。

また、体を効率よく温めるには湯船にゆっくりつかることです。軽い不調なら、お風呂に入って温まり、よく眠るだけで翌朝にはスッキリします。

飲み物は常温か温かいものを

水分補給は大切ですが、**暑い季節も冷たい飲み物はあまりとらないほうが体にいい**ですね。冷たい飲み物が内臓を冷やしてしまうため、胃腸の働きが低下し、代謝が落ちて老廃物を排出しづらくなるといった理由があるからです。

気をつけたいのは、ホットでも体を冷やす飲み物があるということ。コーヒーや緑茶など、カフェインを多く含むものは、利尿作用によって体から熱を奪うとされています。牛乳や豆乳も、東洋医学では陰性に分類されるため、飲み過ぎると体を冷やしてしまいます。

一方、製造過程で発酵させたもの（紅茶・ほうじ茶・黒豆茶・ウーロン茶・プーアール茶）は体を温める効果があります。お茶以外では、ココアや赤ワイン、日本酒も血流をよくするといわれています。

ショウガは体温を一時的に上げてくれますが、長くは持続しません。もし使うのであれば、生よりも乾燥ショウガがおすすめです。

また、砂糖は体を冷やすため、飲み物を甘くしたいときは、てんさい糖かハチミツに置き換えましょう。

最近、私が注目しているのは、「飲む点滴」といわれる甘酒です。ホットの甘酒は体を温めるだけではなく、発酵食品なので腸内環境の改善といったメリットも期待できます。

いつもの不調を放置しないで

長引く不調に要注意

スローエイジング世代になれば、誰でも体の不調をいくつか持っているのではないでしょうか。特に、忙しいときやストレスが溜まっているとき、もともと弱いところに症状が出やすくなります。

頭痛、倦怠感、生理不順、便秘、下痢、不眠、鼻炎など……。「よくあるいつもの不調だから」「薬を飲めば治まるから」と甘く見ていると、重大な病気に発展してしまうこともあります。**「自分は大丈夫」なんて根拠のない自信はいったん脇に置いて、一度しっかり病院で確認しましょう。**

薬の常用が不調を呼ぶことも

医師の指示で出される薬（医療用医薬品）に比べて、ドラッグストアなどで買える市販薬（一般用医薬品）は、効き目が穏やかで、その分、安全性を高めています。

しかし、だからといって市販薬を長期間にわたって服用していると、体に悪影響を及ぼしかねません。

例えば、以前は月に一度程度だった頭痛が、最近は2日から3日くらいの頻度で起きるようになった、頭痛薬もあまり効かない……といった場合は、頭痛薬の飲み過ぎによって逆に頭痛が引き起こされる「薬物乱用頭痛」になってしまった恐れがあります。

ほかにもアレルギー性鼻炎の点鼻薬など、市販薬の中にも一時的に不快な症状を抑えることはできても、長期間服用することで悪影響を及ぼしてしまう恐れのある薬があります。

どんな薬でも、説明書にある用法・用量をしっかり守ることが大切です。

これだけは受けておきたい検診

乳がん、子宮がん

乳がん検診、子宮がん検診は、必ず受けることをおすすめします。がんは早期発見・早期治療が重要視されています。乳がんは30代後半から40代に多く、日本人の女性の約9人に1人がかかるといわれていますが、早期発見で助かる確率が高いがんです。

一方、子宮がんのうち「子宮頸《けい》がん」は20代から50代に多く、初期には自覚症状がないため、定期的に検診を受けなければ気づくことができません。

採血、心電図

一般健康診断では、身長・体重・腹囲測定、視力・聴力検査、胸部エックス線検査、血圧測定、採血、尿検査を行ないます。

基本の採血項目には、貧血、肝機能、脂質、血糖が含まれますが（191ページ参照）、年齢に応じて省略されることがあります。

心電図では、不整脈（頻脈または徐脈）、過去の虚血性疾患（心筋梗塞など）、心肥大（心臓が大きくなること）などがわかります。

心電図は新しい職場での雇い入れ時にはとりますが、その後は節目の年齢になったとき、もしくは一定の年齢に達したときでないと行なわれないのが一般的です。

胸部エックス線

胸のレントゲンも、数年に一度はとっておきましょう。たまに結核が見つかることがあります。結核は過去の病気と思われていますが、現在でも多くの方が感染しています。

そのほか、首の甲状腺に腫れなどの異常がないか、触診も受けておきましょう（受診者の数が多いと省略されることもあります）。バセドウ病、橋本病といった甲状腺ホルモンの異常は女性に多く、日常的な不調や更年期障害などと症状がよく似ているのが特徴です。

近年の傾向として、胸の聴診をする際に受診者が服を脱ぐことなく、着衣の上からあるいはブラジャーの隙間から行なうことが増えました。受診する側は胸を露出せずに済むので気が楽だと思いますが、診察する側としては聴診がしにくくなってしまいました。

もちろん、医師も見落としがないように細心の注意を払って診察しますが、健診は通常の診察手順を簡易化したものであり、必ずしもすべての異常を発見できるような性質のものではありません。

「毎年受診しているから安心」と思わずに、自分の体に何か気がかりなことがあったら、早めに病院に相談するように心がけましょう。

Let's take a break.

年に一度は健康チェックを！

健康診断やがん検診、受けていますか？　健康だと思っていても、病気のリスクは思わぬところにひそんでいます。

市区町村の実施するがん検診や健康診断は、無料または格安で受けられるので、積極的に受診しましょう。病院が選べる場合は、毎年同じ病院で受けることをおすすめします。受診先にデータが残るため、長期的な視点で変化を確認してもらえます。

会社員の多くは、会社で実施する健診を毎年受けているでしょう。会社の健診は、年齢によってその内容が変わります。

例えば、20代は胸のエックス線検査と血液検査のみ、30歳や35歳など節目の年齢では、それにプラス心電図、40代以降はすべての検査……などという具合に、病気にかかるリスクが加齢によって上昇するため、検査項目が増えていきます。

しかし、婦人科検診は希望者のみのことがほとんどで、乳房検診は含まれていません。自分で調べて、市区町村の実施するがん検診を利用することをおすすめします。

サプリメントを賢く利用する

食事だけでは足りない栄養を補う

毎食自炊で栄養バランスのとれた食事を作れればいいのですが、日々忙しく過ごしていると、そういうわけにもいきません。外食や買ってきたお惣菜ばかりという食生活が続くと、ビタミンやミネラルが慢性的に不足しやすくなります。そんなときに頼れるのがサプリメントです。

栄養状態は体調だけではなく、メンタル面にも影響します。精神科の薬で治らなかったうつ病が栄養を強化することで治った、という事例もあるほどです。

成分表示をしっかり確認

同じようなサプリメントでもメーカーによって値段が違う、ということはよくあります。

価格の違いは、原材料の仕入れや生産・流通の違いが大きく影響しています。安価なものは、大量生産の工夫でコストを下げていることがほとんどです。

だからといって「安いものはダメ」というわけではありませんが、ほかと比べて極端に安過ぎるものには注意が必要です。有効成分が何mg入っているのか、確認してみましょう。

例えば、1錠100mgと1錠500mgでは、だいぶ変わってきます。その成分が1mgでも入っていれば、成分名を掲げることができてしまうので、実際はほんの少ししか含まれていないという場合もあります。

成分表では、同時に添加物の割合も確認しましょう。もちろん少ないほうがいいのですが、錠剤の形を保ったり、保存性を高めたりするために、最低限の添加物はどうしても必要ですから、添加物はゼロでないのです。

こんなときには、こんなサプリメント

サプリメントのパッケージやホームページには「○○なときに」「○○な方に」

という効果が書いてあります。基本的にそれを頼りに選べばいいのですが、参考のため、次の表に例をまとめてみました。

症状別おすすめのサプリメント

症　状	おすすめの成分
肌荒れが気になる	肌荒れに明らかに有効な成分はありませんが、普段からとるといいのはマルチビタミン、亜鉛、乳酸菌、DHA/EPA。余裕があれば、ヘム鉄、大豆イソフラボン……といったところです。
睡眠不足が続いている	セントジョーンズワート、カモミール、バレリアンなど、古くから使われるハーブ系のサプリメントが心を落ち着かせてくれます。ハーブティーでもとることができます。
なんだか疲れやすい	ビタミンB群、タウリン、コエンザイムQ 10、アルファリポ酸、クエン酸、鉄、ニンニクなどでパワーチャージしましょう。
ウイルスなど感染症対策	ビタミンC（大量）、乳酸菌、イチョウ葉エキス、エキナセア、プロポリス、ビタミンDなどが抵抗力を高めることがわかっています。

効果を引き出す飲み方

マルチビタミンやマルチミネラルといったオールインワンタイプのサプリメントはお得感があり、手軽でいいのですが、どうしても効能が広く浅くなってしまいます。配合される有効成分の種類が多いほど、一つひとつは割合的に少なくなってしまうので、それをベースに単品のサプリメントをプラスする、という飲み方がおすすめです。

ビタミンのサプリメントは人気がありますが、飲むなら特性を知って賢く飲みましょう。ビタミンは水溶性と脂溶性に分けられます。

◎水溶性ビタミン：B、C

◎脂溶性ビタミン：A、D、E、K

水溶性のビタミンは、大量に摂取しても余分なものは尿中に排泄されて体内に蓄積しません。できれば毎食後、といったタイミングでこまめにとるのがおすすめです。飲み過ぎても大量摂取しなければ、健康被害は心配ないでしょう。

一方、脂溶性のビタミンは、大量に摂取すると弊害が出る可能性があります（ただし、ビタミンEは例外で、過剰症の可能性は低いとされています）。目安の分量を必ず守って飲んでください。

薬や食品との飲み合わせに注意

サプリメントと薬とで相互作用が働くことがあります。普段薬を飲んでいるなら、サプリメントを飲む前に、念のため薬事情報センターや薬剤師に確認するほうがいいでしょう。

例えば、ビタミンA、E、Kと抗凝固薬、ビタミンCと利尿薬、鉄と甲状腺薬などの組み合わせには注意が必要です（抗凝固薬は、納豆と抗凝固薬など、併用注意の食品がほかにも多くあります）。

その他、特定保健用食品やハーブ系サプリメントなどにも注意しなければならないものが少なくありません。パッケージに小さな字で記載されていることもあるので、初めて購入する場合には、細かくチェックする習慣をつけましょう。

美容外科ってどんなところ？

整形外科、形成外科、美容外科の違い

私はもともと形成外科の医師ですが、よく整形外科と間違われることがあります。「整形」という言葉が誤解を呼びやすいのかもしれません。

次にあげるように、整形外科、形成外科、美容外科は診療の領域や内容が異なっています。

「整形外科」は、骨や関節などの骨格系、筋肉、神経系といった運動器官を治療する外科です。

「形成外科」は、見た目の問題を扱います。やけどやケロイド、顔などの目立つケガ、皮膚がん、生まれつきの先天性異常などを治療します。

「美容外科」は形成外科の一分野で、形成外科の技術を使い、医学的には正常な外見をさらに美しくすることを目的としています。二重まぶた、隆鼻《りゅうび》術、豊胸、脂肪吸引、シワやシミの治療、むだ毛の脱毛などが人気の治療です。

形成外科が治療を目的としているため、保険診療が主なのに対して、美容外科は、原則として自費診療になります。

整形で別人に？

「あの芸能人は整形している」などというときの「整形」は美容外科が行なう「美容整形」のことで、整形外科の治療とは別物です。

たまに「手術で別人になれるの？」と聞かれることがあります。ドラマや漫画で見かける設定ですよね。結論からいって、まったく別人というほど極端に形を変えるのはむずかしそうです。

中には、骨を削るなどして骨格を変える施術を行なっているクリニックも一部ありますが、それでも顔の骨をごっそり交換することはできません。例えば、アジア人の骨格を西洋人の骨格に変えることはできません。それほど劇的な大変身にはならない、ということです。

お金をかければ「別人のように」は実現可能ですが、大金を出してまで変わりたいという患者さんには、今のところ出会ったことがありません。

美容外科をおすすめしたいケース

美容外科、形成外科の手術を受けることで、QOL（Quality of Life＝生活の質）が大きく改善するケースがあります。

特に、私が手術をおすすめしたいのが、眼瞼皮膚弛緩症《がんけんひふしかんしょう》といって、上まぶたがたるんでいるケースです。まぶたの皮膚が垂れ下がっていると、ものが見えにくいだけではなく、見た目も老けてしまいます。しかも、まぶたを開けようとしておでこに力が入るので、肩こりや頭痛の原因にもなります。

たるみをとると確実に楽になるのですが、年齢のせいで仕方がない、と思い込んでいる方がほとんどです。術後しばらくまぶたが腫れるのが難点ですが、それさえ我慢できれば、目が開けやすくなって物が見やすくなり、かつ頭痛も解消します。

また、年齢を重ねると下まぶたが膨らみます。これは眼球を支えている靭帯《じんたい》がゆるむことで、眼球周りの脂肪が前方に飛び出してしまったものです。

まぶたの裏を切開して脂肪を取り出すだけの簡単な手術で、見た目年齢が大きく変わります。「治療すればスッキリして若返りますよ」とおすすめしたくなる患者さんは少なくありません。でも、「美容外科の営業」ととられる可能性もあり、本人が自覚していないだけに、こちらからすすめるのはむずかしいのです。

Let's take a break.

美容外科の受診の流れ

クリニックによって多少の違いはありますが、美容外科の受診は次のような流れで行ないます。

①予約

病院のホームページなどから予約します。最近はLINEでの予約も増加中。たまに飛び込みの患者さんも来ますが、予約の方が優先です。なお、予約の場合でも、時間的な余裕を持って来院していただけると助かります。

②カウンセリング

受診当日は、まずカウンセラーと面談をして、気がかりなことや要望を伝えます。所要時間は人によってマチマチですが、30分から1時間程度です。施術の方法や料金について相談してください。

③診察

カウンセラーの提案を踏まえ、医師と一緒に治療や手術方針を確定します。リスクやダウンタイム（施術後、腫れや出血が治まるまでの期間）などについて、この時点でしっかり把握しましょう。納得したら、その後同意書にサインを。施術費の支払い方法には各種あり、カウンセラーと相談して決めます。

④施術

お手洗いを済ませ、洗顔後に準備に移ります。必要に応じ術衣に着替え、施術する部分がわかるようにマーキングをした後、麻酔を行ない施術。カウンセリングから施術までおおよそ1時間から6時間です。麻酔を覚ますため、あるいは回復が必要な場合はベッドでしばらく休みますが、その日のうちに帰宅できます。

美容外科選びはここに注意

病院の選び方

テレビCMでよく見かける有名な医院に、なんとなく親しみを感じる方もいるでしょう。手広く行なっている医院は、さまざまな症例に数多く対応しているということもあり、信頼をおくひとつの目安にはなります。ただ、それがそのまま担当する医師の経験値であるとは限りません。

医師が熟達しているかどうかは、経歴を見ればだいたい判断できます。卒業年度と、今までどの病院で働いてきたかを確認してみるといいでしょう。例えば、2年から3年前に大学を卒業したばかりの医師は、まだ経験が浅いとすぐにわかりますよね。

日本美容外科学会の認定医であるかどうかも目安になります。認定医ではないから経験不足というわけではありませんが、認定医は一定数以上の症例を経験して学会に認められているということなので、信用していいでしょう。

症例写真は参考資料

多くの医院が、ホームページやインスタグラムで術前・術後の症例写真を公開しています。

症例写真を見て、「この先生に担当してほしい」と指名される場合もあります。それはいいのですが、症例写真を見るときには、あくまでも参考としてとらえることをおすすめします。一人ひとり元の顔が違いますから、症例写真とまったく同じにするのは、どんなに腕がよい医師でも不可能なことがあると心得てください。

通常、症例写真として掲載しているものは、モニターさまです。ホームページで公開する代わりに、施術代金を割引くことで使用させていただいています。

国内と海外では感覚が違う

日本よりも施術代が安い海外で手術をしたい、という患者さんも少なくありません。海外で施術を受けると決める前に知っておいてほしいのが、日本人と外国人との美意識の違いです。

簡単にいうと、日本人は「周りに整形だと知られたくない」と考える患者さんが多いのです。それに対して中国や韓国など海外の患者さんは、「どうせやるのだから劇的に変えたい」という方が多く、ビフォー・アフターの変化がはっきりとわかるくらいに施術するケースが多く見られます。

以前、韓国で鼻の手術をした患者さんは、肋軟骨《ろくなんこつ》をとって鼻に入れられていたため、びっくりするほど鼻が高くなっていました。たとえ通訳がつく場合でも、**価値観の違いを知らないままで受けると、海外での施術は自分が希望するイメージと違う仕上がりになってしまう**ことがあります。

経年変化でアートメイクが……

近年また流行しているアートメイク。針を使って肌に色素を入れていくので、汗や洗顔でも崩れず、長期間にわたってメイクをしたような見た目が続きます。

最近のものは皮膚のごく浅いところに入れるため、数年経つと自然に薄れていきますが、以前のアートメイクは入れ墨のように真皮深くに色素を入れていました。そのため、いつまでも薄れることなく濃いままの状態が続きます。

若い頃、眉毛にアートメイクをした方の中には、本来の眉毛とずれた位置にアートメイクがあるケースをたまに見かけます。人間の顔は年を経るとでまぶたがたるみ、それを引っ張り上げようと眉毛の筋肉を使うため、眉毛の位置とアートメイクがだんだんとずれてくるのです。

施術を受ける際には、その医院では**将来のメンテナンスは行なってくれるのかという点も、チェックしておきたい**ものです。

希望する内容と予算を決めておく

医師として対応に困るのが、何をどうしたいのか、はっきりしないまま医院に来てしまう方です。

「全部気になるから、なんとかしてほしい」「先生にお任せします」といわれても、その患者さんにとって気になる部位の優先順位が必ずあるはずです。一から十まですべて施術の説明をするには時間が足りませんので、事前にホームページを見て予備知識を入れた上で来院すれば、こちらも的を絞った提案がしやすくなります。

予算も重要です。二重の埋没法にしても、安いものだと数万円から、最も高いものだと50万円ほどかかります。施術方法や、麻酔に使う針の太さなどによって金額が変わりますし、ダウンタイムにも影響します。ご希望の施術内容が、実際に診察すると本人の顔の状態に合わないこともあります。こちらとしては、なるべく予算に沿うようにしますが、状況により変わることもあると知っておきましょう。

施術をおすすめしない患者さんも

ほくろをとると運勢が変わってしまうのでは、ととても心配される患者さんもいます。占いが当たるかどうかは私には判断できませんが、気になって迷っているのであれば、施術を受けないという選択肢もあります。

こだわりが非常に強い方など後々トラブルになりそうな場合は、カウンセリングの時点でやんわりとお断りすることもあるようです。

中にはメンタルの状態が思わしくない方が来院することもありますが、施術をするかどうかはケースバイケースです。手術がきっかけで、明るく変われるケースも少なくありません。

既往歴は隠さずに

過去の病気や現在治療中の病気、内服している薬、アレルギーのあるものは、包み隠さず申告してください。施術に影響することがあります。

第4章のまとめ

- □生活習慣を整えて免疫機能をキープする
- □更年期に備えて、心の準備だけはしておこう
- □お風呂で外側から、飲み物で内側から、体を温める！
- □不調が続くときは市販薬でごまかさずに、病院を頼ろう
- □自分の健康を過信せず、定期的に健康診断と検診を受けよう
- □賢くサプリを取り入れて、より美しく健康な毎日を！
- □美容外科は保険がきかない医療行為
- □施術を受けたいなら、事前準備をしっかりと

おわりに

この本では、女性の美容、ダイエット、健康、メンタルなど、さまざまな面から、ゆっくり年齢を重ねていく、スローエイジングについて考えてきました。

読んでくださった方々が自分軸に立ち返り、「年をとることも悪くないな」「数年後の自分が楽しみになったかも」などと感じていただけたならうれしいです。

この本の執筆中、私の住む東京では3度の緊急事態宣言が発令され、まん延防止等重点措置も適用されました。

公私に関わらず、人生が大きく変化した方もいるのではないでしょうか。なかなか人に会えない、いつもより時間ができてしまって何をすればいいのかわからない……。戸惑いや不安、ストレスなどを抱えている方も少なくないでしょう。しかし、こんなときこそ、自分自身と向き合うチャンスなのかもしれません。

生き方に正解がないように、年齢の重ね方にも正解はありません。自分の意志で迷い、考え、そして見つけた選択肢を選び、一歩ずつ歩んでいけば、その先には必ず、大きな可能性が広がっていると信じています。

実は私も、3年間働いたクリニックを退職し、新たな場所で働くことになりました。

仕事の内容そのものはあまり変わりませんが、業種は同じでも施術メニューが微妙に異なるため、新たな技術が求められます。

覚えることはたくさんあり、四苦八苦することもあります。でも、美容外科医としての引き出しが増えて、提案の幅が広がるというメリットも感じ、充実した毎日を過ごしています。

コロナ禍での「ステイホーム」「新しい生活様式」を受けて、心身ともにすこやかに生きていくにはどうしたらいいのだろう、と立ち止まって考えることもありました。

本文でも触れましたが、ストレスは溜め込むといつか爆発してしまいます。ジョギングやサイクリング、散歩などで体を動かしたり、映画館や美術館でひとり静かに楽しんだり、気分転換を兼ねて仕事帰りにデパ地下に寄るだけでもリフレッシュできます。

自分なりのストレス発散方法をいくつかストックしておくことで、気持ちの安定が図れるのではないかと思います。

まだしばらくは手洗いやうがい、マスクなど最低限の感染予防対策をしっかりとった上で、少しずつでも、自分自身を楽しませる時間を忘れずに、自分のご機嫌は自分でとる。

そんなセルフケアのできる大人の女性を一緒に目指していきましょう。大丈夫、明けない夜はありません。

すべての女性が自分自身に合った生き方・美容法を見つけて、輝く存在になることを祈ってやみません。

末筆になりましたが、この本を執筆するきっかけをくださった株式会社医師のとも社長の柳川圭子さん、今まで支えてくださった方々にお礼を申し上げます。

2021年5月吉日

糸井由里恵

著者 *profile*

糸井 由里恵（いとい ゆりえ）

医師。
形成外科学会専門医。
抗加齢医学会専門医。
下肢静脈瘤血管内焼灼術実施医・指導医。

埼玉県生まれ。
日本医科大学を卒業後、同大学付属病院形成外科で勤務。
皮膚科・麻酔科・救命救急・訪問診療など多彩な分野で経験を積み、
さまざまな病院やクリニックを経て美容外科へ。
現在は銀座 TA クリニックで多くの女性の悩みと日々向き合っている。
一般的な顔の美容整形手術のほか、美容婦人科系の治療も得意としている。

出版プロデュース　株式会社天才工場　吉田　浩
編集協力　曽田照子／玉木成子／出雲安見子
組　版　春田　薫
装　幀　華本達哉（aozora.tv）
イラスト　カミグチヤヨイ

美容外科医が実践！　健康的に、自分らしく年を重ねる
"ハッピー"スローエイジング

2021年6月25日　第1刷発行

著　者　糸井　由里恵
発行者　松本　威
発　行　合同フォレスト株式会社
郵便番号 184 - 0001
東京都小金井市関野町 1- 6 -10
電話 042（401）2939　FAX 042（401）2931
振替 00170 - 4 - 324578
ホームページ　https://www.godo-forest.co.jp/
発　売　合同出版株式会社
郵便番号 184 - 0001
東京都小金井市関野町 1- 6 -10
電話 042（401）2930　FAX 042（401）2931
印刷・製本　新灯印刷株式会社

ISBN 978-4-7726-6194-2　NDC494　188×130

合同フォレスト
ホームページ

合同フォレストSNS
facebook　Instagram　Twitter　YouTube